希望の薬「スピンラザ」

脊髄性筋萎縮症の新薬とその開発

岩山秀之
Hideyuki Iwayama

幻冬舎MC

希望の薬「スピンラザ」

脊髄性筋萎縮症の新薬とその開発

目次

第1章

出会いから診断まで

1 プロローグ

それは、患者さんのお母さんから送られてきた一通のメールから始まりました。

「岩山先生、脊髄性筋萎縮症の治療薬として、スピンラザ髄注12㎎という薬が認可されたことを知りました。1型の人が対象だそうですが、2型の人も対象になるときが来るのでしょうか。うちの子たちに投与しても手遅れでしょうか。岩山先生が何かご存じでいらしたら教えてください。どうかよろしくお願いします」

それが、希望の薬「スピンラザ」との出会いでした。

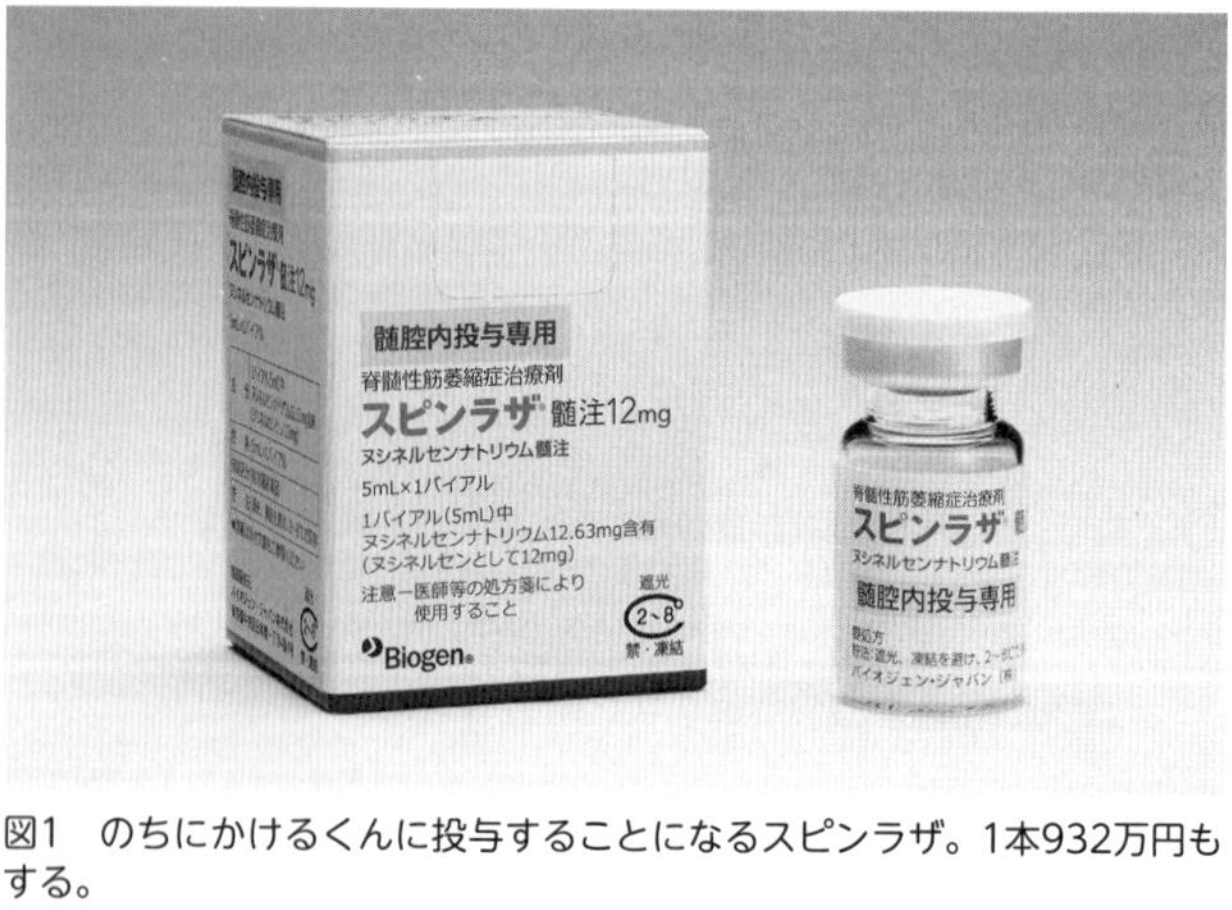

図1　のちにかけるくんに投与することになるスピンラザ。1本932万円もする。

2 かけるくんとの出会い

私は愛知県にある愛知医科大学で小児科医をしている岩山秀之と申します。かけるくんとは大学小児科の一般外来で初めて会いました。その日は月曜日で、たまたま担当の先生が夏休みを取っていたので、私が代わりに一般外来の診察をしていました。

大学の一般外来というのは、いわゆる風邪や肺炎、胃腸炎、インフルエンザなどの一般的な疾患を診察する外来です。小児科クリニックに受診するときをイメージしてもらうとわかりやすいですが、体調が悪い患者さんが受診したときに、まず診察を行うという役割があります。

普通の小児科クリニックとの違いは、さまざまな難病を抱えている患者さんが受診することです。例えば、脳性まひやてんかんなどの小児神経疾患、白血病や固形腫瘍などの小児血液・腫瘍疾患、慢性腎炎などの腎疾患、などを抱えた患者さんが風邪を引いたときに受診します。

かけるくんは、お母さんと一緒に電動車いすに乗って入室してきました。そのとき、私はかけるくんを特に気にすることもなく、

「今日はどうですか？」

とお母さんに声をかけました。小児科では患者さん本人から症状を聞く（問診と言

います）ことは少なく、お母さんから問診を取ることが多いのです。

そのうえ、かけるくんは電動車いすに乗ってきたので、私は先入観で脳性まひのお子さんだと思いました。脳性まひのお子さんは、軽症のお子さんでは足の運動障害があるだけですが、中等度以上になると手と足の運動障害と一緒に知的障害も合併します。電動車いすに乗るくらいの運動障害がある脳性まひのお子さんだと知的障害もあるだろうと早合点したのです。

すると、かけるくんが、

「先週の金曜日から熱があって、咳が出ます」

としゃべりました。

このときの私の偽らざる思いは、（この子、しゃべるぞ！）という驚きでした。知的障害のある脳性まひのお子さんだと思っていたら、かけるくんはこちらの問診に対してすべて自分で答えるのです。

小児科医の直観として、運動障害はあるけど知的障害はまったくないと感じました。慌ててカルテを見直したところ、「本人の病名は診断がついておらず不明である」「母はパニック障害があり、今までの経過を聞くと怒り出す」と記載があります。

診察を始めて10分のところで、先週の金曜日から37度台の発熱があること、夜になると37度台後半まで熱が高くなること、咳がひどくて痰が絡むことがわかりました。

かけるくんを診察すると、苦しそうに肩で息をしていました。また、ケトン臭といって、水分が十分にとれていなくて脱水になっている患者さんで見られる独特のにおいもありました。

私がかけるくんに苦しくないか聞いたところ、

「苦しくはないがだるい」

と言っていました。

しかし、本人が言っていることとは裏腹に、かけるくんは肩で息をしており、見るからに苦しそうでした。全然大丈夫そうではありません。

そういったことを踏まえてお母さんにかけるくんの様子をお聞きしたところ、

「この子は我慢強い子で、少しくらい苦しくても大丈夫と言います」

とのことでした。

熱は高くないですが、咳をしたときには痰《たん》が絡んで辛そうでした。痰の量も多いようで、咳をするたびにティッシュで口をふいており、その痰の色もまっ黄色でした。胸の音を診察したところ、水泡音といって肺炎でよく見られる特有の肺の音が聞こえました。

そこで、私がかけるくんとお母さんに、

「肺炎の疑いがあるので入院にします」

とお伝えしたところ、二人とも、

「入院ですか？」

と驚いていました。おそらく、熱が高くなかったので入院する必要があると言われるとは思っていなかったのでしょう。

レントゲンでも肺炎があったので、抗生剤（細菌を殺す薬）を始めました。フィニバックスというカルバペネム系抗生剤を使用しました。普通、カルバペネム系の抗生剤は最初には使わず、いざというときにとっておく秘密兵器です。しかし、このときはかけるくんの状態が悪いと判断し、最初から強力な治療を開始しました。

採血をしていない状況で入院を決定したのですが、結果的にはかけるくんはすぐに病棟に上がって、速やかに抗生剤治療を開始することができました。細菌のなかでも一番増殖速度の速い大腸菌では、20分で倍になります。そのため、重症の肺炎などでは一刻も早く抗生剤治療を始めることが大切です。

このときの入院で、本人の言っていることを過小評価せず、熱や咳などの症状を適切に評価し、速やかに治療を開始できたことが、肺炎の治療のみならず、のちのち遺伝子検査や遺伝子治療を受けることになるかけるくんとお母さんの信頼を得るのに重要だったと考えています。

3 脊髄性筋萎縮症の疑い

こうして肺炎で入院した電動車いすの少年、かけるくんですが、抗生剤をすぐに始めたおかげでみるみる良くなりました。翌日には熱も下がって食欲も出てきました。ただ、私にはかけるくん本人について、もともとの病気が何なのか不思議に思っていました。電動車いすで移動するほど運動障害があるのに、知的には正常という病気を見たことがありませんでした。

一方で、私は小児内分泌というホルモンの病気を専門とする小児科医なので、小児神経の病気は専門外です。そのため、かけるくんが何の病気かわかりませんでした。

幸い、この愛知医科大学小児科の教授は奥村彰久先生という方で、小児神経のエキスパートです。入院した翌日は火曜日で、午後は教授回診があるので、かけるくんも診察をしてもらいました。診察が終わった後、奥村教授にどのような病気が疑われるか聞いたところ、「たぶん、脊髄性筋萎縮症だろう」とのことでした。

「脊髄性筋萎縮症？」

こんな病名は聞いたことがありません。しかし、奥村先生は一目見ただけで脊髄性筋萎縮症だろうと診断しました。詳しく聞くと、運動障害はあるけど知的には正常、舌がぶるぶると震える（舌攣縮といいます）、表情が乏しい（表情をつくる顔の筋肉が萎縮しているため）といった所見があり、まず間違いないだろうとのことでした。

「英語で言うと、ＳＭＡ。Spinal Muscular Atrophy だね」

その言葉を聞いたとき、私はあることを思い出しました。

私は2012年11月から2015年3月までアメリカ・シカゴ大学に留学しました。留学先の指導教官はサミュエル・レフェトフという遺伝性甲状腺疾患の大家です。

私は留学先で、レフェトフ教授が発見した疾患の一つであるMCT8異常症という難病の遺伝子治療の研究に取り組みました。その研究では遺伝子を運ばせるためにベクターというものを使うのですが、ちょうど隣の研究室にいたインド人研究者も同じベクターを使っていたので、投与法や各臓器への効果などを一緒に研究していました。

そのインド人研究者が脊髄性筋萎縮症の遺伝子治療の研究をしていたのです。奥村先生が、「Spinal Muscular Atrophy だね」と言った瞬間、そのことを思い出しました。

アメリカでは「Spinal Muscular Atrophy」として理解していたので、すぐには脊髄性筋萎縮症と「Spinal Muscular Atrophy」が頭のなかで結びつきませんでした。

こうしてかけるくんで疑われる病名が判明したので、早速、インターネットを開いて、脊髄性筋萎縮症の臨床試験をやっていないか調べたところ、オハイオ大学で臨床試験をやっているということがわかりました。臨床試験とは、健康なボランティアや患者さんを対象として、薬や検査などの有効性や安全性を確認するための試験です。

しかも、ベクターをつくっている研究室は、私がMCT8異常症で一緒に研究していた研究室でした。オハイオ大学の研究室は、もともと研究していた脊髄性筋萎縮症とともに、レフェトフ教授の研究室とＭＣＴ８異常症の遺伝子治療も共同研究していました。その研究室のサイトを開くと、脊髄性筋萎縮症の臨床試験の途中経過が掲載されており、良さそうな結果が出ていました。

ちょうどそのとき、先天的な心臓の病気を持つ２歳か３歳の女の子がいて、その家族がアメリカでの治療費にあてるために募金を集めているという話が新聞に載っていました。

募金を集めてアメリカで心臓の病気を治療できるなら、神経の病気だって治療が受けられるかもしれません。何かうまくいきそうだと思って、すぐに行動に移しました。その時点での問題は、①どのような流れで脊髄性筋萎縮症と確定診断をするのか、②かけるくんの病気のタイプが臨床試験の対象となっているのか、③アメリカで治療を受けるのに必要な費用を集めることができるのか、の３点でした。

次の章で脊髄性筋萎縮症について説明しますが、かけるくんは脊髄性筋萎縮症の２型というタイプでオハイオ大学の臨床試験の対象ではありませんでした。ただ、１型の臨床試験で良好な途中経過が出ていたので、２型も臨床試験の対象になる可能性がありました。

また、アメリカでの治療は保険がきかないため非常に高額になります。最近では、例えば心臓移植だと２億円くらいかかるそうです。それに比べると、脊髄性筋萎縮症の治療では手術が必要なわけではないので、１億円くらいで済むかもしれません。それに臨床試験に参加する場合は、治療費が無料になることもあります。

そのため、さきほどの3つの問題のうち、②と③は何とかなると思いました。しかし、脊髄性筋萎縮症と確定診断をしない限りは臨床試験にも応募できません。

そこで、まずは医療不信が少なそうなおばあさんと、かけるくん本人に遺伝子検査の話をすることにしました。しかし、最終的にはお母さんに話をする必要があります。

私はおばあさんとかけるくんに、症状から脊髄性筋萎縮症が疑われること、脊髄性筋萎縮症の臨床試験をアメリカでやっていること、募金を集めて臨床試験を受けることも不可能ではないこと、1型では良好な途中経過が出ており2型でも将来的には治療の対象になる可能性があることを説明しました。二人とも静かに聞いていました。

一通りの説明が終わった後に、おばあさんは、

「今までにいろんな専門家と言われる人に診察してもらってきたが、この子が治るとか、治る可能性があるとか言ってくれた先生は、岩山先生が初めてです」

と驚いたように言いました。

詳しく話を聞くと、小さいころは療育施設にリハビリのために通っていたのですが、そのときに先生から、「どうせこういう子は良くならないよ」と言われたことがありました。かけるくんのお母さんはそのことがショックで、パニック障害を発症したそうです。

しかし、その時点では私も夢を語っているのに過ぎず、現実的に治療が受けられる

可能性は10％もないと思っていました。しかし、10％でも希望があるのとまったく希望がないのでは、かけるくんにも家族にも大きな違いがあると考えて話をしたのです。

かけるくんが入院したのは、夏の暑い時期だったことを覚えています。愛知医科大学の周辺は自然がたくさん残っており、いたちやたぬき、最近ではヌートリアやアライグマが目撃されています。ちょうどそのとき、私は息子から、「カブトムシを捕まえる罠をつくったので、大学のそばの林に仕掛けてほしい」と頼まれていました。

退院前日に、かけるくんに外出許可を出して、かけるくんとカブトムシの罠を仕掛けに行きました。かけるくんは電動車いすに乗って林の手前まで行きました。私は木に登って罠を仕掛けました。翌日、罠のなかを調べましたが、カブトムシは入っておらず、ハエが１匹入っていただけでした。

コラム 1

田んぼに落ちた話

　かけるくんは小学校2年生から電動車いすに乗っています。かけるくんのご自宅は西春町（現・北名古屋市）にあります。現在は住宅化が進み、田んぼや畑も少なくなってきましたが、以前は田んぼが広がるのどかな郊外の町でした。

　電動車いすは、手動車いすを動かすことができない患者さんが対象となるので、操作するレバーもわずかな力で動かすことができます。また、時速10㎞くらい出るので、操作に慣れるまではあちこちにぶつかったりして上手になっていきます。

　かけるくんは今までに3回、田んぼに落ちたことがあります。1回目は電動車いすに乗り始めたころで、操作を誤って田植えをする前の田んぼに落ちました。田植えに入る前の時期だったので、まだ田んぼに水は張られていませんでした。

　2回目はそれから数ヵ月経ったころで、刈り入れの時期の田んぼに落ちています。このときも田んぼに水は張られておらず、かけるくんは近所の方に助けられました。お母さんは、「お米がどうなったかわかりませんが、高いお金を出して買った電動車いすが無事で良かったと、息子より電動車いすを心配していました」と話されます。

電動車いすは、かけるくんのおばあさんが年金をはたいて購入してくれたものでした。かけるくんの病状に合わせた特注のものだったので、その時代で１２０万円ほどしたとお聞きしています。

３回目に田んぼに落ちたのは中学校1年生になってからです。そのとき通っていた中学校は、小学校と通学路が同じでした。その小学校には、知的障害のあるお子さんが通学されていました。

その子は、かけるくんの電動車いすのレバーに興味があって、触りたいがあまり勝手にレバーを動かしてしまい、電動車いすはかけるくんごと田んぼに落ちました。

学校から連絡をもらったお母さんは、「田んぼに落ちた〜？　この年になってなんで落ちたの？」と思ったそうです。

お母さんは、電動車いすを運ぶために大きな車で迎えに行きました。お母さんが現場に行くと、中学校の先生がすでに来ていました。知的障害のあるお子さんが通う小学校の先生も飛んできました。

お母さんが着いたときには、かけるくんは学校の先生と友人に助けられて、すでに起き上がっていました。本人は顔と体が縦に半分、泥だらけになっていました。かけるくんは笑っていました。お母さんも思わず笑ってしまいました。

かけるくんは顔だけ拭いてもらって、友だちと一緒ににこにこと帰っていきました。かけるくんは、レバーを押してしまった小学生に対してまったく怒ることはありませんでした。

　このときはたまたま田んぼに水が張っていない時期だったので、溺死する危険はありませんでした。このように健常者にはなんてことはない、ただ普通に生活をするだけのことが、脊髄性筋萎縮症の患者さんでは生死と隣り合わせになるのです。

4 遺伝子検査に向けて

　私が自分の考えを話したことにより、この時点で、かけるくんとおばあさんは遺伝子検査を受ける気になっていました。しかし問題は、お母さんにどのように遺伝子検査の話をするのかということでした。お母さんに説明せず遺伝子検査を行うわけにはいきません。

　お母さんは、かけるくんの今までの経過や病気のことを聞かれると、昔のことを思い出してパニック発作が出る、とカルテに記載されていました。私が担当するまでにも、小児科外来や救急外来でたびたびトラブルになっていました。

そのようなお母さんに、遺伝子検査をやりますとお話しするのはとてもリスクがあります。場合によっては病院にクレームが入り、教授に怒られて始末書を書かないといけないかもしれません。

お母さんに直接話すよりは、まずはお母さんの意向を聞いたほうが無難だろうと考えました。そこで、遺伝子検査の話を聞きたいかおばあさんからお母さんに聞いてみてもらったところ、とりあえず話は聞いてみたいとのことでした。

かけるくん、お母さん、おばあさんが揃った状況で、遺伝子検査をすれば臨床試験が受けられるかもしれないという話をしました。お母さんは、

「今まで治療があるなんて聞いたことないんですけど、そんなことってあるんですか？」

と半信半疑でした。

もちろん、私も絶対に臨床試験が受けられると思っているわけではないので、何とも言いようがありません。私がそれ以上お母さんに説明することができず困っていたところ、かけるくんが、

「自分のことを知りたいから検査を受けたい」

と言い出しました。

確かに法律的には16歳以上だと自己決定権があり、必ずしも親の同意はなくても遺伝子検査はできます。

このころ、かけるくんは県立高校に通っていて、クラスで3位を取るなど成績は優秀でした。また、かけるくんは、私の話を聞いた後に遺伝子検査を受けるメリットや臨床試験の可能性についてすでに調べて、遺伝子検査を受ける決心をしていたのです。私は、かけるくんが自分で遺伝子検査を受けたいと言ったことが何よりもお母さんの教育が正しかったことの証明だと思いました。お母さんにそのように伝えたところ、

「かけるが遺伝子検査を受けるって決めたなら、私にそれを止める権利はない。でも、かけるが病気だと遺伝子検査で確定してしまうことはすごく怖い。もちろん、歩けないし、手もほとんど動かないから、病気だろうということはわかっている。けれど、それを受け入れることが今まではできなかった。でも、治療ができる可能性があって、それに向かうには遺伝子検査をしなくてはいけないなら、検査を受けさせてあげたいと私も思う」

とお答えになりました。そして、お母さんは、

「仮に遺伝子検査をして脊髄性筋萎縮症だったとわかったとしても本当に臨床試験を受けられるかどうかわからない。それに自分たちは英語もできないし、実際にアメリカに行くのも大変だ」

と心配していました。そして、お母さんが一番知りたいことは、

「もし日本で治療が受けられるようになるなら、それは何年後くらいですか?」

ということでした。

アメリカではまだ重症の1型で臨床試験が行われている状況です。さらにかけるくんのタイプである2型に遺伝子治療の適応が広がり、そのうえで日本でも保険で認められて治療ができるようになるには、長い年月がかかることが予想されました。

そのとき、私のなかで具体的な予測というのはなかったのですが、「とりあえず5年から10年後だと思う」と答えた記憶があります。特に根拠はないのですが、その時点でかけるくんが16歳でしたから、5年で20歳、10年で25歳、それくらいまでには治療を開始したいと思いました。

脊髄性筋萎縮症の2型は、無治療だと30歳までに半数くらいの方が亡くなるので、それまでに治療が始められたらいいなという希望的観測でした。

退院後にもう一度、遺伝子検査を行う意志に変わりがないことを確認し、採血した検体を東京女子医大に送りました。12月に結果が出て、クリスマスの日に説明することになりました。東京女子医大から送られてきた封筒をかけるくんと一緒に開けると、「診断：脊髄性筋萎縮症」と書かれていました。かけるくんとお母さんに、

「脊髄性筋萎縮症と診断もついたし、担当を小児神経の先生に変わりましょうか？」

と聞いたのですが、

「岩山先生を信頼しているのでこのまま担当を変わらないでください」

とお答えになりました。

かけるくんが遺伝子検査した当時（２０１５年）は、複雑な病院間の契約を結んだ

うえで、血液を東京女子医大に送らないと検査ができませんでした。また、遺伝子検査の結果が出るのも2～3ヵ月くらいかかりました。

しかし、今では（2020年現在）、院内の検査室に血液を送れば、特に手続きがなくても検査ができます。血液を提出後、1週間以内に遺伝子検査の結果が出ます。最近、冒頭でご紹介したスピンラザを始めたお子さんでは、私の外来に初めて来たのが木曜日で、その2週間後の火曜日から治療が始まりました。かけるくんは、診断からスピンラザを開始するまで2年半かかったので、今とは全然違う状況でした。

脊髄性筋萎縮症の治療の環境も、検査や治療薬を含めてこの数年でどんどん改善されており、この傾向は今後も続いていくと思います。

5 脊髄性筋萎縮症とは？

ここで、簡単に脊髄性筋萎縮症という病気について説明をしようと思います。一般の読者のためにわかりやすく記載しているつもりですのでお付き合いください。

脊髄性筋萎縮症は、SMNというたんぱく質がないことによって発症します。普通の人は、SMNをつくる遺伝子（SMN1）を2本持っています。しかし、SMN1遺伝子が1本しかない人がたまにいます。

ただ、1本しかなくても健康で、病気は発症しません。これらのSMN1が1本しかない人を脊髄性筋萎縮症の「キャリア」と言います。脊髄性筋萎縮症の原因となりうる遺伝子を持ってはいるけど、その人は発症していないという意味です。

もし脊髄性筋萎縮症のキャリアの人同士が出会って結婚すると、生まれてくる子どもには3つの可能性があります。脊髄性筋萎縮症を発症する場合と、キャリアになる場合と、遺伝子異常を持たない場合の3つです。

ヒトの細胞の染色体は46本で、精子と卵子にはそれぞれ半分の23本の染色体があります。父の精子と母の卵子が核で合体し46本の染色体がそれぞれ2本ずつの組になって、全部で23組の染色体となり赤ちゃんが生まれます。このように1組の染色体のうち、1本はお母さんから、1本はお父さんから受け継ぎます。

そのため脊髄性筋萎縮症のキャリアの人が結婚した場合、お母さんもお父さんも1本はSMN1を持つ染色体がありますが、もう一つの染色体はSMN1がありません。精子や卵子がどちらの染色体になるかは完全にランダムで、50％の確率です。したがって、25％の確率で脊髄性筋萎縮症を発症するお子さんが、50％の確率でキャリアになるお子さんが、残りの25％の確率で遺伝子異常を持たないお子さんが生まれます。

実は、かけるくんには4歳年上のお姉さんがいて、やはり同じ病気が疑われていました。後日、お姉さんも遺伝子検査をして脊髄性筋萎縮症と診断されています。

疫学研究の結果によると、ある人が脊髄性筋萎縮症のキャリアである確率は1％ですので、さらにその人が脊髄性筋萎縮症のキャリアの人と結婚する確率が1％です。

二人ともキャリアであるカップルから、一人目のお子さんが脊髄性筋萎縮症である確率が25％、二人目のお子さんが脊髄性筋萎縮症である確率が同じく25％です。

そこで姉も弟も脊髄性筋萎縮症のお子さんが生まれるという確率を計算すると、1％×1％×25％×25％で、16万人に一人（！）という非常に稀な確率なのです。

SMNたんぱく質がないとなぜ脊髄性筋萎縮症を発症するのでしょうか？ ヒトが右手を動かそうと思うと、まず大脳で「右手を動かす」と考えます。次にその電気信号が脊髄（背骨のなかに入っている神経）を伝って、右手の接続部分に行きます。ここで、運動神経に乗り換えて筋肉まで電気信号が伝わることによって筋肉が動きます。脊髄性筋萎縮症では、脊髄から運動神経に乗り換えるところにあたる「前角細胞」が死滅してしまうことが病気の原因です。大脳からの電気信号が筋肉に伝わらないので、手足を動かすことができなくなってしまうのです。

重要なことは、電気信号を伝える経路の途中にだけ問題があり、大脳は正常なことです。大脳も筋肉も正常なのですが、脊髄前角が悪いために筋肉に信号が届きません。

1890年代にグイド・ウェルドニッヒとヨハン・ホフマンという二人の医師が、進行性に筋肉が萎縮する病気を報告しました。これが脊髄性筋萎縮症の最初の報告です。脊髄性筋萎縮症は、重症の1型、中等症の2型、軽症の3型に分類されます。最初の報告にちなんで、重症の1型はウェルドニッヒ・ホフマン病と呼ばれてきました。

脊髄性筋萎縮症の患者さんのなかで、生後6か月までに症状が出現すると1型と分類されます。同じく、中等症の2型はデュボビッツ病と呼ばれ、生後1歳半までに症状が出現します。軽症の3型はクーゲルベルグ・ウェランダー病と呼ばれ、生後1歳半から20歳ごろまでに症状が出現します。最近では20歳以降に発症する成人発症型（4型）もあることがわかっています。

１９９５年にＳＭＮ遺伝子が発見され、脊髄性筋萎縮症の原因であることがわかりました。しかし、病気の原因はわかったのですが、長年、治療法がありませんでした。かけるくんは１９９８年生まれなので、ちょうどＳＭＮ遺伝子が見つかった時期に生まれています。リハビリで、「どうせこういう子は良くならないよ」と言われたこの時期は、確かに治療法がありませんでした。このころは、たとえ遺伝子検査で脊髄性筋萎縮症と診断されても、治療を受けることはかなわなかった時代だったのです。

第2章

かけるくんの子ども時代

1 出生から幼稚園前まで

では、実際にかけるくんはどのような子ども時代を送ってきたのでしょうか？
健常者とはちょっと違うけど、脊髄性筋萎縮症の方には脊髄性筋萎縮症の方の日常というものがあります。かけるくんがどのような人生を生きて、スピンラザによる遺伝子治療に至ったのかを振り返っていきたいと思います。

かけるくんはお母さんのおなかのなかに30週と5日間いました。普通の妊娠だと妊娠37週から42週に出生するのが一般的で、平均が40週となります。かけるくんは、前期破水といって羊膜が通常よりも早く破れて羊水が出てきてしまう状態になり、帝王切開で生まれました。

生まれたときの体重は１５６０g、身長は41㎝、頭の周囲の長さ（頭囲と言います）は28㎝でした。一般的な出生体重は３０００g、身長は50㎝、頭囲は33㎝ですので、かけるくんは普通の赤ちゃんの半分くらいの大きさで生まれました。ずいぶん小さく生まれたことがわかります。

かけるくんより重症の脊髄性筋萎縮症1型の患者さんでは、お母さんのおなかのなかにいる時に胎動が弱いなどの症状がすでに出現している場合があります。しかし、かけるくんのような脊髄性筋萎縮症2型では出生した時点では正常です。したがって、お母さんのおなかのなかにいる間に脊髄性筋萎縮症と判明できることはありません。一般的に、約12％の赤ちゃんが早産で生まれますが、脊髄性筋萎縮症で特に早産になりやすいということはありません。そのため、かけるくんが早産で生まれたことは脊髄性筋萎縮症とは無関係で、偶然の出来事です。

2ヵ月以上も早く生まれたことと、正常の半分の体重で生まれたことから、かけるくんは小児専門病院に運ばれることになりました。早産で生まれた赤ちゃんは、呼吸をする力が弱かったり、ミルクがうまく飲めなかったり、脳内出血や感染症などの異常が起こりやすくなったりします。

そのため、早産で小さく生まれた赤ちゃんは、普通の産院やレディースクリニックから、より高度な治療ができるＮＩＣＵ（新生児集中治療室）を持つ総合病院や小児専門病院に運ばれるのです。

以前は、このような早産で小さく生まれた赤ちゃんは、普通の産院やレディースクリニックで生まれてから総合病院や小児専門病院に運ばれるのが一般的でした。しかし、最近は分娩の前にお母さんがそれらの病院に入院して、万全の態勢で分娩してから直ちに赤ちゃんの治療を開始するのが一般的となっています。

生まれてすぐのかけるくんは、ミルクを飲む量が少なかったので、点滴をしなければいけませんでした。しかし、それ以外はほかのお子さんとなんら変わりなく、すくすくと育ちました。

ＮＩＣＵに約２ヵ月間入院しましたが、ミルクをよく飲むようになり、体重も順調に増えました。

退院時には体重２９３２g、身長45・８㎝とほぼ正常新生児と同じくらいの大きさまで成長して退院となっています。

50日間の入院で１５００gほど体重が増えており、１日あたり30gの体重増加があったことがわかります。一般的に、この時期は１日あたり30gの体重増加が見られれば順調な成長と言えるでしょう。

かけるくんは、生後１ヵ月で笑うようになり、４ヵ月で首が座るようになりました。ガラガラを持って上に持ち上げることもできました。生後６ヵ月では寝返りも普通にできるようになっています。生後８ヵ月でお座りができるようになりました。

普通の赤ちゃんでも、生後３〜４ヵ月で首が座り、生後５〜６ヵ月で寝返り、生後７〜８ヵ月でお座りができるのが一般的です。そのため、かけるくんの発達はここまではまったく問題がないと言っていい経過でした。

テーブルに乗りたがるやんちゃな子どもで、かけるくんのおじいさんがお酒を飲んでいるときはいつもお酒のご相伴をしていました。また、手で支えなくても長い時間座っていることができました（図２）。この写真からもわかるように、10代になって徐々にひどくなる側弯《そくわん》はまだ出ていません。機関車トーマスを手で持って遊んでおり、手の動きも問題がなかったことがわかります。

しかし、その後の発達は徐々に遅れが見られてきます。結局、かけるくんの運動機能はこのお座りができるというところを最高点として、それ以上の運動発達は見られませんでした。

つかまり立ちや伝い歩きは一切できないままでした。普通の男の子と同じように歩き回ったりすることがなく、おとなしい遊びが好きだったため、女の子と間違えられることもよくありました。

一方で、かけるくんのお姉さんも同じような兆候で、発達が遅れていました。お姉さんは病院に通っていても診断がつかず、リハビリを受けても症状が良くなりませんでした。採血や脳波、ＭＲＩなどさまざまな検査を受けましたが、病気の原因ははっきりしませんでした。

成人の患者さんと違い、小さなお子さんでは検査をすること自体に難

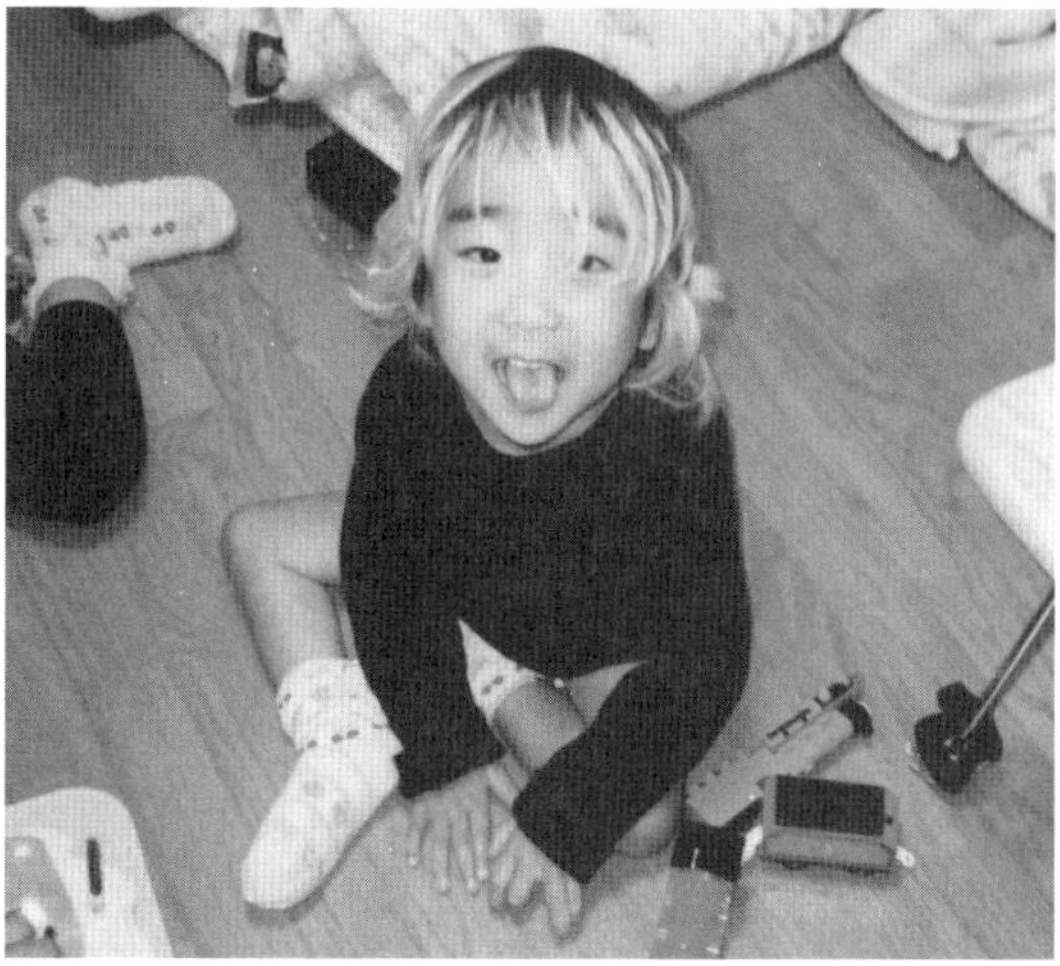

図2　手で支えずに座ることができている。左のほうに座っているのはお姉さんと思われる。

しさがあります。例えば、脳のMRI検査を受けるため外来にお子さんが受診したとします。脳のMRI検査は20～30分の間、動かずにじっとしていなくてはいけません。聞き分けの良いお子さんだと5歳くらいから眠り薬を使わずに検査ができます。しかし、5歳以上のお子さんでも少し怖がりだったり、発達がゆっくりだったりすると眠り薬を使わないと検査ができません。また、5歳未満のお子さんではほぼ全例で眠り薬が必要になります。

こういった場合、まず眠り薬を飲ませて、眠ることができるか30分間様子を見ます。それで眠れない場合には、飲み薬を追加してさらに30分間様子を見ます。それでも眠れない場合には、眠り薬の座薬を使ってさらに30分間、様子を見ます。場合によると座薬を入れたとたんにうんちが出てしまって、もう一度座薬を入れないといけない場合もあります。

飲み薬を使っても座薬を使っても眠れないときは、そこで点滴を確保して、眠り薬を注射します。ここまでくると、軽く2～3時間はかかってしまいます。なかなか検査を始めることができないので、MRI室から「まだですか?」と催促の電話がかかってきます。検査が進まないと次の業務に取り掛かれないので、医師も看護師も焦りが出てきます。

お母さんもその状況が良くわかっているので、お子さんが早く眠ってくれないと、とても大きなプレッシャーを感じます。場合によっては、夕方まで粘っても結局眠れないこともあります。その場合、その日は検査ができないので、別の日に出直さないといけません。それでも、次の機会に検査ができる保証はないのです。

かけるくんのお姉さんも検査を受けるたびに、お母さんは「うまく眠れなかったらどうしよう」と心配し、お姉さんも採血や注射など痛い思いをしました。

大変苦労して検査を受けましたが、お姉さんの病気の診断はつきませんでした。リハビリを受けても一向に良くなりませんでした。かけるくんのお姉さんがこのような月日を送っていたので、お母さんはかけるくんには不必要に痛い思いをさせたくないと考えました。そのため、医師から勧められても検査は受けず、リハビリも良くならないから意味がないと考え、2〜3歳ごろから病院には通わなくなりました。

しかし、お母さんは、かけるくんがお姉さんとそっくりの症状だったので、何か遺伝の病気だろうとは思っていたそうです。また、かけるくんが7〜8歳のころにNHKのテレビでそっくりな症状の患者さんが出ていました。病名を調べたら脊髄性筋萎縮症という病気であったので、たぶんその病気なんだろうとは思っていました。しかし、診断を受けて病名を告知されるのが怖くて、病院には熱が出たときしか受診しませんでした。

2 幼稚園時代

脊髄性筋萎縮症であっても、3歳になれば幼稚園に通うようになります。かけるくんは幼稚園に通い始めるのに先立って、手動の車いすをつくりました。この車いすは58万円しましたが、障害者医療の補助で、自己負担額は3～4万円でした。

この車いすは、通常よりも細いタイヤが使われており、動かすのに摩擦が少ないという特徴がありました。そのため、筋力の弱いかけるくんでも動かすことができたのです。

かけるくんが幼稚園に入園するころは、廊下などの平らなところで、自分で漕いで車いすを動かすことができました。また、徐々に側弯が進行して猫背のような姿勢になっていましたが、まだ腰は安定していて自分で座っていることができました。

このとき、お母さんは全額補助の出るバギー（障害児用のベビーカー。後述）ではなく、あえて自己負担のある車いすにしました。なぜなら、小学校へバギーで登校することは認められていませんでしたが、車いすなら登校が認められていたからです。そのため、お母さんは早く慣れておいたほうが良いだろうと考えて車いすにしました。

かけるくんのお母さんはいつも、将来かけるくんが自立した大人になるにはどうしたらいいかという観点で物事を判断しています。その考えは、障害者福祉の考え方を

10年も20年も先取りしており、素晴らしい姿勢だと思います。

お姉さんは検査ずくめで、脳波やＣＴのために何度も何度も病院に行きました。そのため、幼稚園には半年しか通えませんでした。だから、かけるくんには病院に行く代わりに、もっと幼稚園に行かせたいとお母さんは考えました。

また、お姉さんは町立幼稚園に行きましたが、お母さんと一緒でなければ通園できず、特別な配慮もありませんでした。そのためお母さんは、町立幼稚園を選んでお姉さんに悲しい思いをさせてしまったという後悔がありました。そこで、もっと配慮が受けられるかもしれないと考えて、かけるくんには私立幼稚園を選びました。

こうして、かけるくんは年少さんから名古屋芸術大学附属クリエ幼稚園に通い始めました。バギーではなく車いすにしていたおかげですんなりと入園できました。

今でも問題になりますが、障害があるお子さんだとなかなか幼稚園に受け入れてもらえません。かけるくんのときも、「保護者が毎日ついてきてください」と言われました。お母さんはお姉さんに付き添う必要があったので、かけるくんにはおばあさんが付き添いました。

かけるくんが最初に幼稚園に行ったとき、ほかの子が全員立っていて、自分だけが車いすに座っていたので、かけるくんは泣きました。そして、

「姉ちゃんが車いすだから、みんなも車いすだと思って幼稚園に来たら、みんな立っていて、僕だけ車いすで違う」

と言いました。お母さんは、今でもその光景が鮮明に残っていて忘れられません。それまでも立てなかったり、歩けなかったりしました。それでも、自宅ではお姉さんと一緒だったので、かけるくんは自分のことを病気だとは思わなかったのです。お母さんは、「大丈夫だから」と声をかけることしかできず、幼稚園では言葉が出てきませんでした。それまでお母さんは、お姉さんやかけるくんをかわいそうだと思わないように育ててきましたが、さすがにそのときはかわいそうだと思いました。しかし、お母さんは自宅に帰ってきて、かけるくんにゆっくりと説明しました。

「かけるはみんなと違うけど、みんな顔も違ったり性格も違ったりしているでしょ。かけるはたまたま立てなかっただけで、みんな一緒だから大丈夫。明日はみんな、声をかけてくれるから」

普通のお子さんでも、保育園や幼稚園に行き始めて1週間くらいは園の送迎バスに乗るのに大泣きしたり、お母さんがいなくなるのを嫌がってしがみついたりします。しかし、1週間もすれば「行ってきまーす!」と元気に登園していきます。

しかし、脊髄性筋萎縮症のお子さんを持つお母さんは、普通のお子さんにはない大きなプレッシャーを背負わなければいけません。ただでさえ障害があるお子さんは周りの保護者からの冷たい視線が気になります。しかも、脊髄性筋萎縮症のお子さんは知的に正常なので、周りとの違いがわかる認識能力もあります。

ほかの子は歩いているのに自分だけ歩けないと泣く我が子を、再び幼稚園に連れていくのは大変な勇気が必要だったと思います。それらの葛藤を１日で整理することは到底できませんでしたが、翌日もお母さんはかけるくんを幼稚園に連れていきました。

そんなお母さんの決意が伝わったのか、次の日、かけるくんは泣きませんでした。わずか3歳の子どもが、手足が動かないという葛藤を１日で乗り越えたのです。

かえって年齢が小さかったことが幸いして、この葛藤を乗り越えることができたのかもしれません。もし、かけるくんがもっと大きくなってからこの種の葛藤に出会っていたら、それを乗り越えることはもっと難しかったと思われます。

大人が心配するほど子どもは気にしていないもので、かけるくんもすぐに幼稚園の雰囲気に慣れていきました。幼稚園の先生たちも初めはおっかなびっくりでしたが、かけるくんが手足の動きが悪いだけで普通のお子さんと同じだということがわかると、どんどんと親しく接してくれるようになりました。

幼稚園はバリアフリーで、かけるくんのクラスは日当たりの良い六角形の部屋でした。子どもたちがかわるがわるかけるくんの車いすを押してくれました。誰がかけるくんの車いすを押すかで、しばしば子どもたちがけんかをしました。

また、この幼稚園では、園庭に小さな自然がつくってありました。小さな山や小さな川がありました。池にはアヒルがいて、ときどき川に落ちる子もいました。お母さんもかけるくんと一緒に笑ったりしました。

　夏には蛍の幼虫を育て、大きくなったら園内の池に放して蛍祭りをやりました。今になって振り返ってみると、かけるくんの付き添いをしなければならなかったからこそ、経験することができた楽しい思い出もありました。

　最初は幼稚園から、「保護者の方が毎日付き添いをしてください」と言われていたのですが、いつの間にか一人で幼稚園に通ってもよいということになりました。

　秋になれば運動会。運動会は、芸術大学のテニスコートを借りてやりました。かけるくんは、かけっこにも出場することができました。もちろん自分で走れるわけではないので手動車いすです。走る速度も遅いので、ゴールも短くしてもらいました。

　それでも、配慮してもらえば手足が動かなくたって運動会に一緒に参加できるのです。障害のあるお子さんにとって、ただ見学していたというのと、ゴールは短くても、車いすに乗っていても、運動会に参加できたというのはまったく違うと思います。

　学芸会では木の役をやり、芸術大学の音響の良い教室で合唱しました。ダンスもありましたが、かけるくんにはできなかったので、歌のパートを多くやりました。

　幼稚園のときのかけるくんの運動機能は、お座りはバランスを取って何とかできていましたが、長時間座っているとだんだんと倒れるようになってきました。首も不安定で完全に座ったとは言えない状態でした。手のほうは、筆圧は弱かったですが、鉛筆で丸や三角を書くことができました。自分でスプーンを持って食べることはできませんでした。今と比べても幼稚園のころからはあまり運動機能は変わっていません。

その当時と現在を比べて大きく異なる点は、側弯がひどくなったことです。例えば、より重症のタイプである脊髄性筋萎縮症１型のお子さんでは、まったく座ることはできず寝たきりで、ほとんどの患者さんで人工呼吸器が必要になります。それらの患者さんでは座ることがないので、重力の影響を受けずほとんど側弯は見られません。

しかし、中等症のタイプである脊髄性筋萎縮症２型のお子さんでは、多少の不安定さはあっても座ることができるので、重力の影響を受けて側弯が進行します。

かけるくんのお母さんも、側弯がひどいことを気にして、座って勉強させていたほうが良かったのか、側弯がひどくならないように寝かせておいたほうが良かったのかわからなくなったと言っていた時期がありました。

先日、愛知医科大学のリハビリの先生に、お母さんがその疑問を相談したところ、

「お母さんの育て方のほうが良かったと思います」

と言われて安心したと言っていました。

かけるくんが自分で遺伝子検査を受けることを決心し、愛知医科大学病院で遺伝子治療の第一号になったのは、何よりもかけるくんのお母さんの教育方針が正しかったことの証拠だと思います。なので、私もそのリハビリの先生の意見に賛成です。

もちろん、側弯がひどくならないことも大切ですが、それ以上に人間が精神的に自

立して生きることができるのは何よりも大切だと思います。

かけるくんは3年保育でたくましく育ちました。周りの保護者や園児たちの理解も得られて、3年間を楽しく過ごしました。今でもこのときの幼稚園の先生とはときどき会う機会があり、かけるくんは照れ臭そうに話をしているそうです。

かけるくんが精神的にしっかりと自立しているのに対して、かけるくんのお姉さんは全然違います。お姉さんは何かを自分で決めることはあまりなく、「どうしよっかなぁ」と迷って結局自分では決められず、状況に流されてしまうところがあります。

例えば、遺伝子検査のときもかけるくんのお姉さんは、「かけるで遺伝子異常が出たんだったら、たぶん私も一緒だからいいや」と検査を受けませんでした。また、遺伝子治療のときも、かけるくんは前向きだったのに対して、お姉さんは及び腰でした。

ちなみに、お姉さんは年商1兆円を超える企業に就職しています。就職セミナーで、目当ての企業ブースが混んでいたので、空いていた隣のブースをふらっと見に行って、結局そこの企業に就職しました。いつも自分では決めずに流されて生きています。

一方、かけるくんは大人になった今でも、何ごとにおいても自分で考えて自分で行動していきます。自分で決めていくことができるというのは、もちろん生まれたときの性格もあります。しかし、かけるくんのお母さんは幼稚園の3年間の経験が大きかったと言います。かけるくんは3年間しっかりと幼稚園に行ったのに対し、お姉さんは半年しか幼稚園に行けませんでした。

三つ子の魂百までと言いますし、障害があるお子さんだからといって保育園や幼稚園に行かなくていいわけではありません。特に脊髄性筋萎縮症のお子さんは知的に正常なので、より早期から一般のお子さんに交じって生活することが大切だと思います。

コラム 2

バギーマーク

かけるくんのように介護が必要なお子さんを育てる場合、小さなころは「バギー」という特殊なベビーカーをつくります。バギーというのは、難病や障害で首が座っていなかったり、お座りができなかったりするお子さんのためのベビーカーです。

バギーを「子ども用の車いす」と言うこともありますが、一般の車いすとは違います。運用としては車いすよりもベビーカーに近いのですが、ベビーカーと異なる点は、

● さまざまな大きさのバギーがあります。障害がある方でも成長にともない、ベビーカーに乗らない体の大きさになります。そのため、成人用のバギーもあります。

● お子さんの障害に合わせて、背もたれの角度を変えたり、バギーに人工呼吸器や痰の吸引装置を搭載したりできます。
● ベビーカーよりタイヤが大きく、段差やあらい路面をスムーズに移動できます。

しかし、バギーはベビーカーと見た目が似ているため、一般の方が混同してしまうことがあります。そのため、電車にバギーで乗ったら、「混んでいるんだから、ベビーカーをたためよ」と言われたり、お店にバギーで入ったら、「ほかのお客様のご迷惑になるので、ベビーカーの使用はお控えください」と言われたりしてしまうことがあります。

普通のお子さんであれば、自分で立ったり、抱っこしたりすればよいのですが、バギーに乗っているお子さんは、そもそも自分で立てなかったり、首も腰も座っていないので抱っこ自体ができなかったりします。

一般の方はそれらの事情がわからないため、配慮のつもりで前述のようなことを言ってしまいます。しかし、障害のあるお子さんを持つお母さんがそのように言われると大変悲しい思いをするのです。本当の配慮とはなにか考えさせられます。

こうした状況の解決を目指して、「これはベビーカーではなくバギーです」と

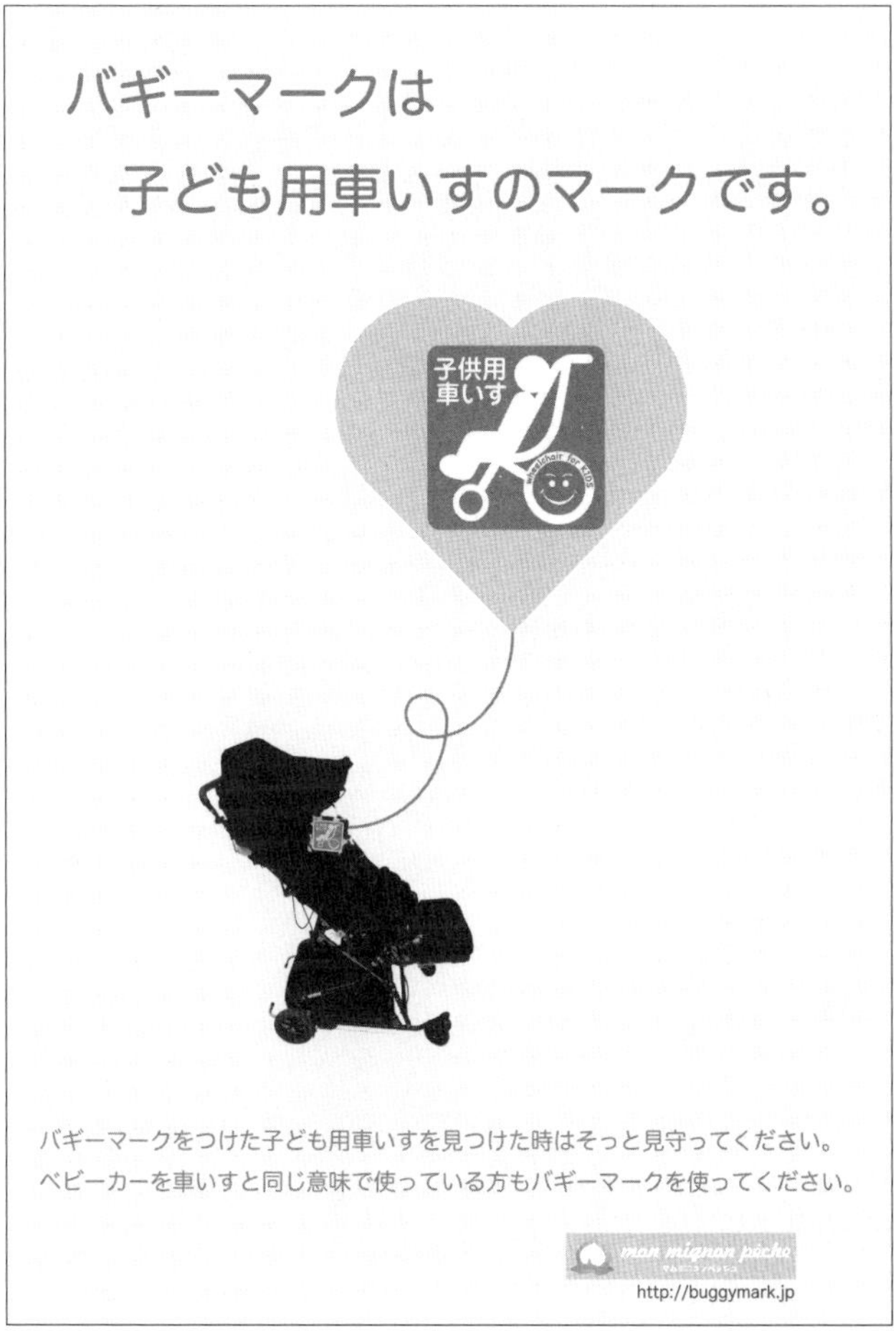
バギーマークは
子ども用車いすのマークです。
子供用
車いす
wheelchair for KIDS
バギーマークをつけた子ども用車いすを見つけた時はそっと見守ってください。
ベビーカーを車いすと同じ意味で使っている方もバギーマークを使ってください。
http://buggymark.jp

図3　バギーマーク。

知らせるためのマークがあります（図3）。制作しているのは、「マムミニョンペッシュ」という団体です。フランス語で、「私の小さな過ち」という意味だそうです。

マムミニョンペッシュのホームページには、バギーマークの想いが書かれています。

〈バギーマークへの想い〉

どんな障がい児の母親でも、ある日突然障がい児の母親になります。その日から、私たちは育児書には書いていない手探りだらけの特別な育児が始まるのです。

周りを見れば全ての人が幸せそうに見えて自分だけが社会に取り残されたように感じて言いようの無い孤独感、焦り、不安に襲われたそんな時期が私にはありました。

そんな自分を恥じ、そして可愛いはずの娘には罪悪感いっぱいでした。今そんな状況にあるご家族、特にお母さん達に私は元気をお届けしたいです。この生活を続けていく自信が無くなってしまった時 自分だけがこの世界から取り残された気持ちになってしまった時 逃げ出したくなった時 自分の事を責め、恥じてしまう時 この子ども用車いすマーク バギーマーク®を見て思い出して欲しい。

　私も同じ気持ちの時もあったけれど今日もこうしてなんとかこの特別な育児をやれています。あなたは決して一人ではないことを感じて欲しい。子ども用車いすマークはすべて重度心身障がい児を育て在宅介護をしているお母さん達のハンドメイド品です。

　私たちは子ども用車いすマーク、バギーマーク®を通じてお客様と出会えたことを感謝しています。

mon mignon peche 代表　宮本　佳江

　代表の宮本さんがご自分の娘さんに対して抱いた思いが「罪」であると考えて、その反省の意味も込めて団体の名前にされたに違いありません。

　私も、この本を書くまではこのようなマークや団体があることを知りませんでした。医療従事者であり、さらに障害のあるお子さんに接する機会が多い私でも知らなかったということは、また違った意味での「罪」かもしれません。

　かけるくんが子どものころよりも、現在では障害のあるお子さんに対する理解が進んできていると思います。しかし、そういった啓発・啓蒙が十分であるとはいいがたいのが現状です。私も含めて、障害のあるお子さんに接する機会が多い医療従事者は、このような情報を積極的に発信していく責務があると思います。

3 小学校時代

かけるくんが小学校に入学するとき、かけるくんのお姉さんは小学校5年生でした。同じ病気のお姉さんは普通小学校に行けましたが、より障害が重く手足が動かないかけるくんは、普通小学校は無理だろうと思い、養護学校への通学を考えていました。

そんなある日、かけるくんの小学校入学に関して北名古屋市の教育委員会の人がわざわざ自宅まで来てくれました。教育委員会の人は意外にも、「かけるくんを、最初の2年間だけでもお姉さんと一緒に小学校で生活させてあげたらどうですか?」と提案してくれたのです。

かけるくんとお姉さんは4歳離れているので、一緒に学校へ行けるのは小学校の間だけです。教育委員会の人はそのような事情を察してくれたのでしょう。また、かけるくんのお姉さんが小学校に通うことができたので、同じ病気のかけるくんも大丈夫じゃないかという話になったのかもしれません。

そういう意味でも、同じ病気だけどより手足の動くお姉さんがいたことは、かけるくんにとって大きな幸運だったと思います。ただ、このときの教育委員会の提案はあくまでお姉さんが卒業するまでの2年間ということでした。

小学校1年生になり、かけるくんは地元の北名古屋市立鴨田小学校に進学しました。小学校は1学年1クラスで、いろんな幼稚園や保育園から生徒が集まっていました。

一つひとつの幼稚園からくる人数も少なく、かけるくんに対する特別な偏見もありませんでした。男の子が少なくて女の子が多かったので、そういったこともかけるくんにとって良かったのかもしれません。

かけるくんが電動車いすに乗り始めたのが小学校2年生の1学期からでした。その当時、小学校で電動車いすを使っている生徒はほとんどいませんでした。厚生労働省の電動車いすの補助金支給に関する通達で、「学齢児以上であって、電動車いすの特殊性を特に考慮し、少なくとも小学校高学年以上を対象とすることが望ましい」とされていました。そのため、小学校低学年では補助金が受けられず、事実上、電動車いすをつくるのは難しかったのです。

※2015年に「小学校高学年以上を対象とすることが望ましい」という文章が削られました。障害の程度や状況は年齢で決まるものではないという事実に、ようやく政府が対応できるようになったと言えます。この改定により、就学時に合わせて電動車いすの作製や訓練を始めるケースが増えました。今後、電動車いすの使用を開始する時期の低年齢化が進むと予想されます。以前に比べれば障害者が生活しやすい世のなかになってきたと思いますが、まだまだ不十分なところもあるので政府・民間を含めた体制の整備が進めば良いと思っています。

かけるくんは、おばあさんの貯金で120万円もかけて電動車いすをつくってもらいました。1年生のときは手動車いすでも特に大きな問題は起こりませんでしたが、電動車いすとなると話は大きく変わってきます。

最初、小学校の先生たちは電動車いすで事故が起こらないかをとても心配していました。そのため、かけるくんが電動車いすを運転できる範囲はかなり制限されていました。しかし、かけるくんが電動車いすを上手に運転できることがわかると、先生方は運転できる範囲をどんどん広げてくれました。

最終的には、学校の通学も電動車いすでできるようになりました。しかし、一人での通学は許可されず、必ず保護者が付き添いをしてくださいと言われました。そのため、かけるくんのおばあさんは毎日、登下校の付き添いをしました。教室で何かあってはいけないということで、教室でもずっと付き添いが必要でした。

実際、保護者が毎日教室にいると、先生にも生徒にも心理的な負担がかかります。毎日が授業参観のようなものですから。もちろん、かけるくんに何かあってはいけないので、付き添いが必要なことは理解できます。

しかし、障害のあるお子さんが親の管理から離れて一人で生活するという経験はとても大切です。判断基準を決めて、障害の程度に応じて規則を緩やかにすることも必要です。保護者の方もすべてを学校に任せきりにするという姿勢ではいけません。学校と保護者が手を取り合って、障害のあるお子さんの成長を促していくという体制や雰囲気をつくっていくことが大切だと思います。

かけるくんは小学校の途中から、学校内でヘルパーさんがつくことになりました。元北名古屋市市議の海川恒明議員が、市教育委員会に交渉して、支援員としてヘルパーさんの予算を立ててくれました。勉強の補佐やトイレのサポートもヘルパーさんがやってくれたので、かけるくんのお母さんもおばあさんも小学校に出入りしなくてもよくなりました。

それでも、登下校は保護者が付き添いをしなければいけませんでした。なぜなら、ヘルパーさんは学校内だけだったからです。登下校のときはおばあさんが付き添いをして、かけるくんは自分で電動車いすに乗って学校に行きました。ヘルパーさんの支援を受けて、授業を受けたり、給食を食べたり、体育を見学したりして、学校が終わったら帰るという生活を送りました。

ただ、ヘルパーさんはまったくの他人なので、気の合う人もいれば、気の合わない人もいました。かけるくんがヘルパーさんに噛みついて、お母さんが菓子折りをもって謝りに行ったこともありました。

今のかけるくんに聞いてみると、

「なんか冷たい感じのヘルパーさんだった。自分とは合わないなっていうので噛みついたのかな。噛みついたのは覚えているけど、なんで噛みついたのかは覚えてない」

とのことでした。かけるくんはお母さんにこっぴどく怒られました。

こうしてかけるくんが普通に小学校に通えるのも、お姉さんが前例をつくってくれたおかげでした。しかし、お姉さんが小学校に通い始めたころは、何から何まで問題が起きて大変だったそうです。何をするにも一つずつ問題を解決しなければならず、かけるくんのお母さんはすごく苦労しました。しかし、かけるくんはお姉さんの次に小学校に通ったので、小学校の先生方も事情がわかっていました。かけるくんの担任も、お姉さんと同じ先生にしてくれるなど配慮をしていただきました。

そんな感じで、お姉さんが築いた道をかけるくんはのらりくらりと歩いていきました。そして、最初の2年間だけ普通小学校に通う予定でしたが、結局6年間すべてを普通小学校で過ごすことになりました。

勉強のほうはというと、かけるくんは算数と理科、社会が好きで、国語と英語は苦手でした。理科では生物が、社会では歴史が好きでした。英語は最も嫌いな科目でした。教科の得意・不得意は脊髄性筋萎縮症とは関係ないようです。

書道の時間には、隣の女の子がかけるくんの似顔絵を筆で書いてくれました。かけるくんは少しパーマがかかった髪質をしていますが、それを上手に筆で表現しているのが笑えました。

また、図書委員になったときは、必ず2時間目の休み時間に図書室に行って、真面目に任務をこなしたので先生に褒められました。

愛知医科大学の記録では、小学校1年生から6年生までの6年間に10回、肺炎による入院がありました。そのため、かけるくんは感染を予防するためにいつもマスクをしていました。４年生のときの明治村での遠足で、おまわりさんの格好をしている写真が残っています（図４）。

ほかの子はマスクをしていませんが、かけるくん一人だけマスクをしています。風邪を引かないように心配したお母さんが、いつもかけるくんにマスクをさせていたのです。

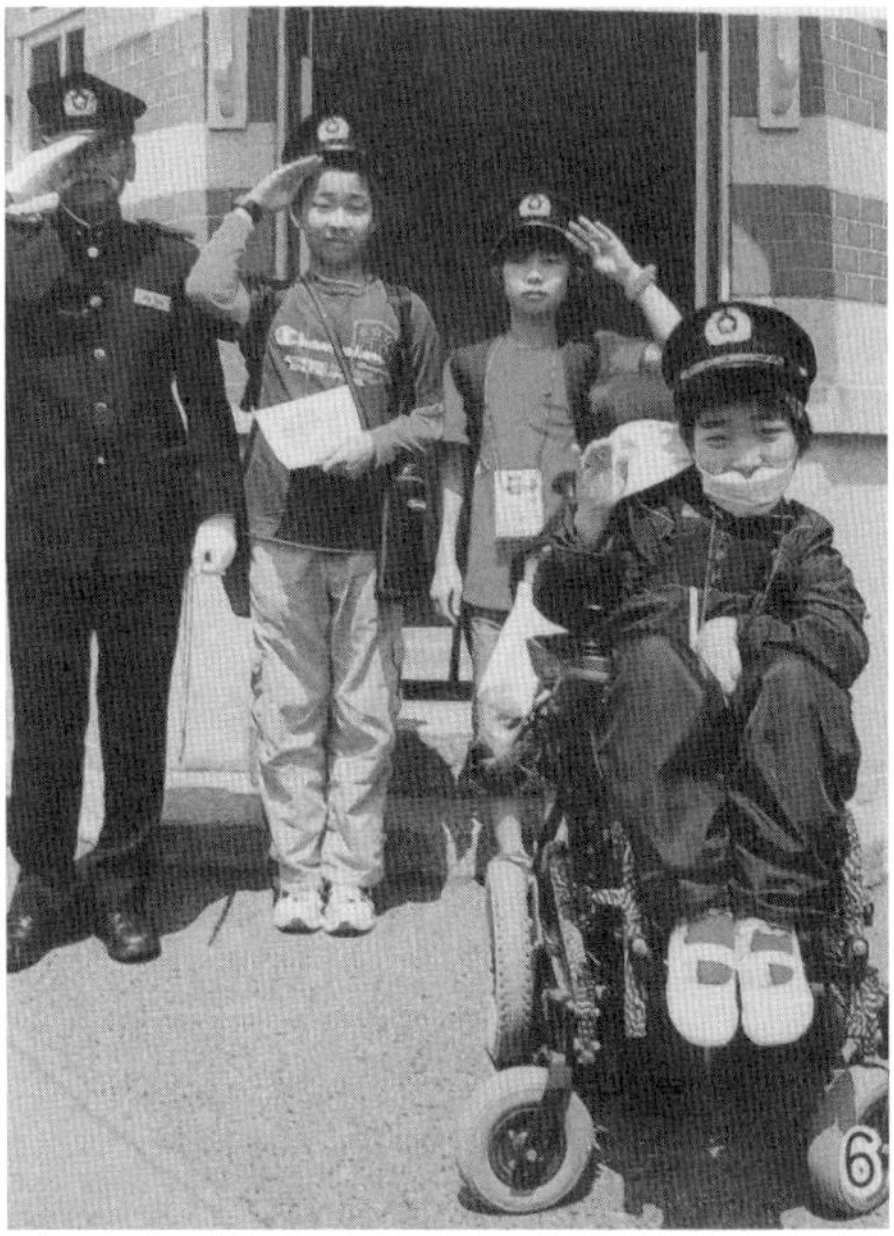
図4　明治村への遠足の写真。一人だけマスクをしている。まだ、右手は肘を浮かして、口の高さまで持ち上げることができている。

かけるくんは公文式にも通いました。計算が早かったので、楽しく勉強しました。しかし、途中から肺炎を起こして入院することが増えました。かけるくんは公文を続けたかったのですが、入院のせいで満足に通えなくなったので、公文はやめることになりました。

かけるくんのお母さんは、かけるくんが肺炎で何度も死にかけていたので、たとえ勉強ができなくても、元気で過ごしていればそれで十分だと思っていました。

ほかにも、運動会では騎馬戦の合図をする役をいただきました。かけるくんはあがり症なので、合図をする前はとてもドキドキしていました。騎馬戦自体には参加できなくても、行事の重要な役割を果たした経験はとても貴重だと思います。そのような配慮をしてくださった小学校の先生方には頭が下がります。

小学校6年生のときには、修学旅行で奈良と京都に行きました（図5）。校長先生がリフト付きのバスをレンタルしてくださり、電動車いすで参加しました。バスのなかでお菓子をもらったり、みんなで歌を歌っているのにかけるくんだけ歌わなかったり、奈良では鹿にせんべいを取られたりしました。

たまたま、テレビをつけたらプロ野球の日本シリーズをやっていました。中日ドラゴンズは負けていました。かけるくんは中日ドラゴンズを応援していたのでがっかりしました。

このように、校長先生をはじめとした学校の先生方の配慮で、かけるくんはほかの生徒と同じように修学旅行を楽しむことができました。

幼稚園から一緒に小学校に行った友だちも多かったし、1学年で1クラスだけだっ

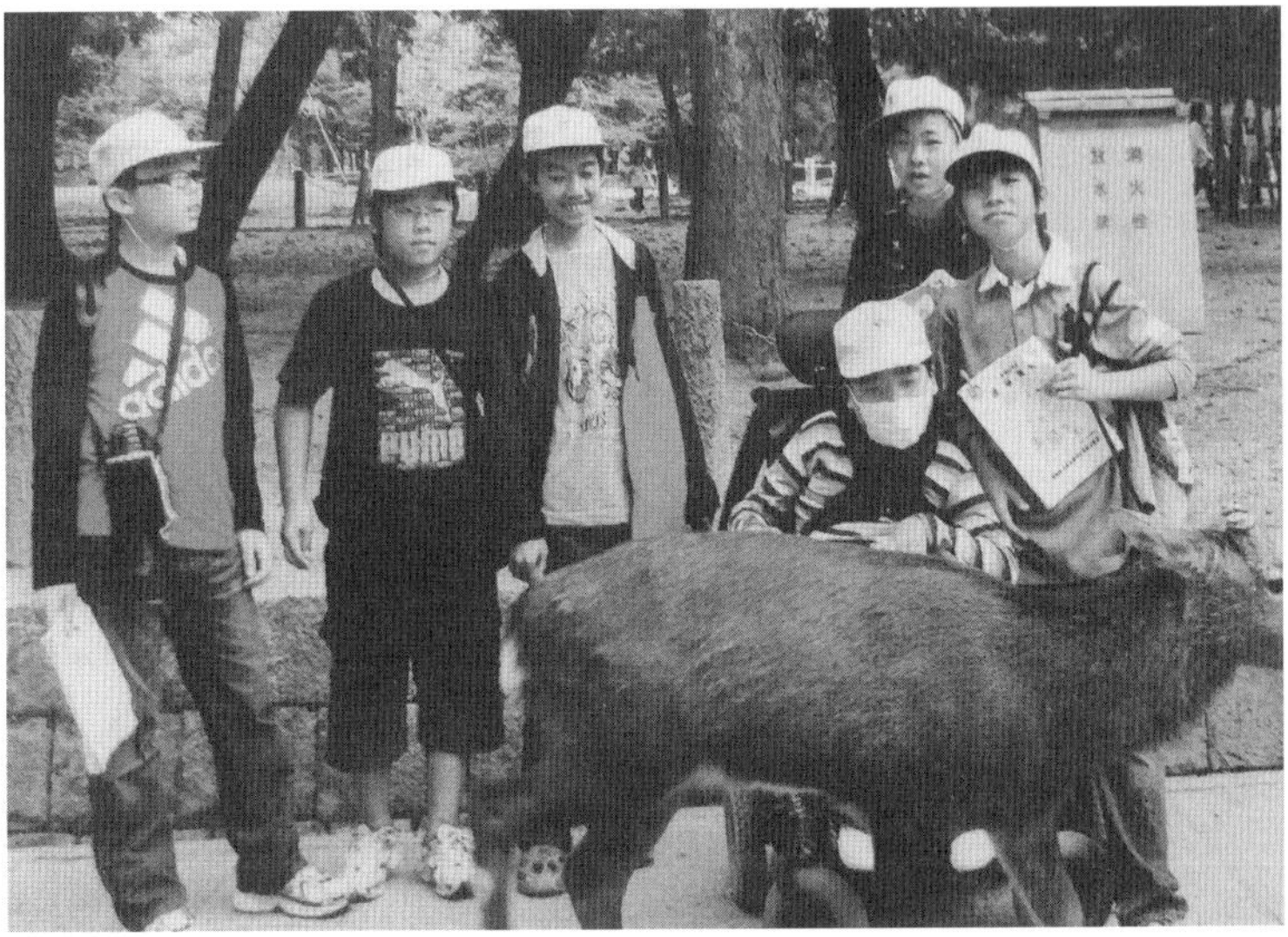

図5　奈良の鹿との写真。体の角度がずれており、かなり側弯が進行していることがわかる。目線はほぼ水平だが、右肩が上がって左肩が下がっている。胴体を支えるための幅が広いベルトを着けている。

たのでクラス替えもありませんでした。１年生から６年生までみんな仲良く過ごしました。

この時期には、介護が必要なときだけお母さんやヘルパーさんの助けを借りていましたが、それ以外の時間はほとんど友だちと過ごしました。障害者では親離れ・子離れが難しいといいますが、すでにかけるくんは親離れ・子離れができていました。

障害がある分、普通のお子さんよりよほど精神的に自立していたと思います。

コラム
3

障害者といじめ

かけるくんは小学生のころに1度だけいじめにあったことがあります。それは小学校4年生のときでした。机と机の間を通るときに足を出して通れないようにされたり、図工で隣の人の絵をまねして描いたと言われたりしました。よくある種類のいじめです。

小学校4年生というと徐々に仲良しグループをつくったりして、いじめが増えてくる時期でもあります。

かけるくんはその当時、女の子に人気がありました。小学校でかけるくんが登校すると、女の子がいつも「あー、かけるくん!」って言って抱き着いたりします。また、「私が! 私が!」って言って誰がかけるくんの世話をするのか取り合いになりました。

もしかしたら、そういった様子を見ていた男の子が嫉妬して、かけるくんをいじめるようになったのかもしれません。しかし、かけるくんには仲間がいたから、いじめられている間もつらいとは思いませんでした。「うっとうしい」とか「今日は学校に行きたくない」とかも思わなかったと言います。

かけるくんは、いじめられていじけるタイプではなく、むしろむかっとする性格でした。そこである日、下校のときにいじめてきた相手に強い口調で言い返しました。

「お前だって、こういうところが悪い、ああいうところが悪い！　なに調子に乗っているんだ！」

とかけるくんが言ったら相手がひるんで、それから嫌がらせはなくなりました。かけるくんには、友だち思いの仲間がいたからこそ、言い返す勇気もわきましたし、すぐにいじめもなくなったのだと思います。

私はこの話を聞いたとき、手が動かないとか歩けないとかいったことがいじめの理由ではなかったことに驚きました。もし、いじめっこが、かけるくんの手足が動かないことを理由にいじめているのだとしたら、言い返されたときに「おまえこそ、手足が動かないくせに！」くらいのことは言うと思います。

それを言わなかったということは、手足が動かないことがいじめの理由ではなかったのでしょう。もし、手足が動かないことに配慮ができる小学生だったら、そもそもいじめはしないと思います。

何かできなかったり、見た目が変わっていたりすることは、いじめのきっかけになりやすい理由です。かけるくんは歩けないし、手も力がなくて不器用だし、側弯がある上に電動車いすに乗っています。いじめのきっかけとしてはあり余るほど理由があります。しかし、かけるくんは障害とは何ら関係のないことでいじめの対象になっただけでした。

障害がいじめの理由でなかったということは、ある意味幸せなことかもしれません。

みんなが「かけるくんは手足が動かない」ということを当たり前のように受け入れていたのでしょう。普通の人と明らかに違っていることを当たり前のように受け入れることができるのは、子どもだからこその感覚だと思います。大人だと、「手足が動かない」という事実を先入観を持たずに受け入れることは難しいでしょう。

実は、かけるくんのお母さんも、かけるくんがいじめられていたことは、この本を執筆するにあたりインタビューをするまで知りませんでした。私にとっても、かけるくんがこのような強さを持っているのは意外でした。

かけるくんは口下手なので、普段はそういった芯の強さが伝わってきません。そのため、かけるくんにとって遺伝子検査や遺伝子治療を受けるのは大きな決断だったと、私は考えていました。しかし、このいじめの話を聞いて、かけるくんは主治医である私が思っているよりもはるかに強い子なのだということがわかりました。

かけるくんのように自己肯定感が高く、自分の意見をしっかり言える子は、いじめの対象になっても自分で解決することができます。自己肯定感の高さにもっとも大きく影響するのは、もともとの性格と、子供のころの育てられ方です。

文部科学省も、「日本の子供たちの自己肯定感が低い現状について」という資料を公表し、子どもたちの自己肯定感の低さを問題視しています（平成28年教育再生実行会議 専門調査会配布資料「日本の子供たちの自己肯定感が低い現状について」）。その資料によれば、達成感を感じたり、意欲的な意識が低かったりする生徒では、「自分には良いところがある」、「今の自分が好きだ」といった自己肯定感を反映する項目に「あまり思わない」「まったく思わない」と回答した割合が高いことが判明しています。

つまり、子どもの自己肯定感を高めるには、小さなことでもよいので何かしら達成した経験を積ませてあげることが効果的なのです。

かけるくんが自分でいじめを解決できたのは、腕力が強かったからでも、空手を習っていたからでもありません。しっかりとした自己肯定感を持ち、自分の意見をはっきりと言えたからです。

普通の子どもでも、しっかりとした自己肯定感を持ち、自分の意見をはっきり言えるように育てるのは難しい場合もあります。しかし、障害を持つお子さんではさらにその部分に注意をして子育てをすることが必要です。障害を持っていることが自己肯定感の低さにつながりやすいからです。

かけるくんの場合は、お母さんが、

「かけるはみんなと違うけど、みんな顔も違ったり性格も違ったりしているでしょ。かけるはたまたま立てなかっただけで、みんな一緒だから大丈夫。明日はみんな、声をかけてくれるから」

と言って育てたからこそ、お母さんが知らないうちにいじめを解決できる子に育っていたのです。

4 中学・高校時代

このように小学校は楽しく過ごすことができました。しかし、中学生になると勉強も難しくなり、通学距離も長くなります。かけるくんは、お姉さんと比べても筋力が弱く、手が不自由で、やることもみんなより時間がかかりました。

かけるくんは、授業を理解するのに問題はありませんでした。しかし、これだけ障害が重いと、たとえサポートがあっても普通の中学校に通うのは難しいと考えられました。そのため、かけるくんのお母さんは、中学校からかけるくんを特別支援学校に入れるつもりでした。

しかし、かけるくんが公立中学校に通えるように、すでに北名古屋市の教育委員会は動いていました。お姉さんが卒業して1年経っていましたが、お姉さんが使っていた特別な机が準備されていました。食事やトイレの介助をしてくれる支援員の予算も確保していただけることになりました。

かけるくんが中学校に入学した10年前は、障害者が普通に学ぶことが今よりも難しかった時代です。海川恒明議員や教育委員会の方々が、時代を先取りした配慮をしてくださったおかげでかけるくんは普通中学校に通うことができました。

皆の期待を背に、かけるくんは地元の北名古屋市立白木中学校に入学しました。コラム1に書いた田んぼに3回目に落ちたのもこのころです。

かけるくんが勉強をしている様子は、とても変わっています。前述のお姉さんが使っていた特別な机を使って授業を受けました（図6）。体を支えることができないので、机に体重を預けています。

首をほとんど固定できないので、油断すると頭が机についてしまいます。手の筋力も弱いので、自分で体を戻すこともできません。介助者がいない場合、しかたがないので机にあごを乗せた姿勢のまま勉強しました。知らない人がその状態のかけるくんを見ると、絶対に寝ていると勘違いすると思います。私も一度、かけるくんが寝ているのかと思ったら、頭を机につけたまま勉強していたことがあったので驚いたことが

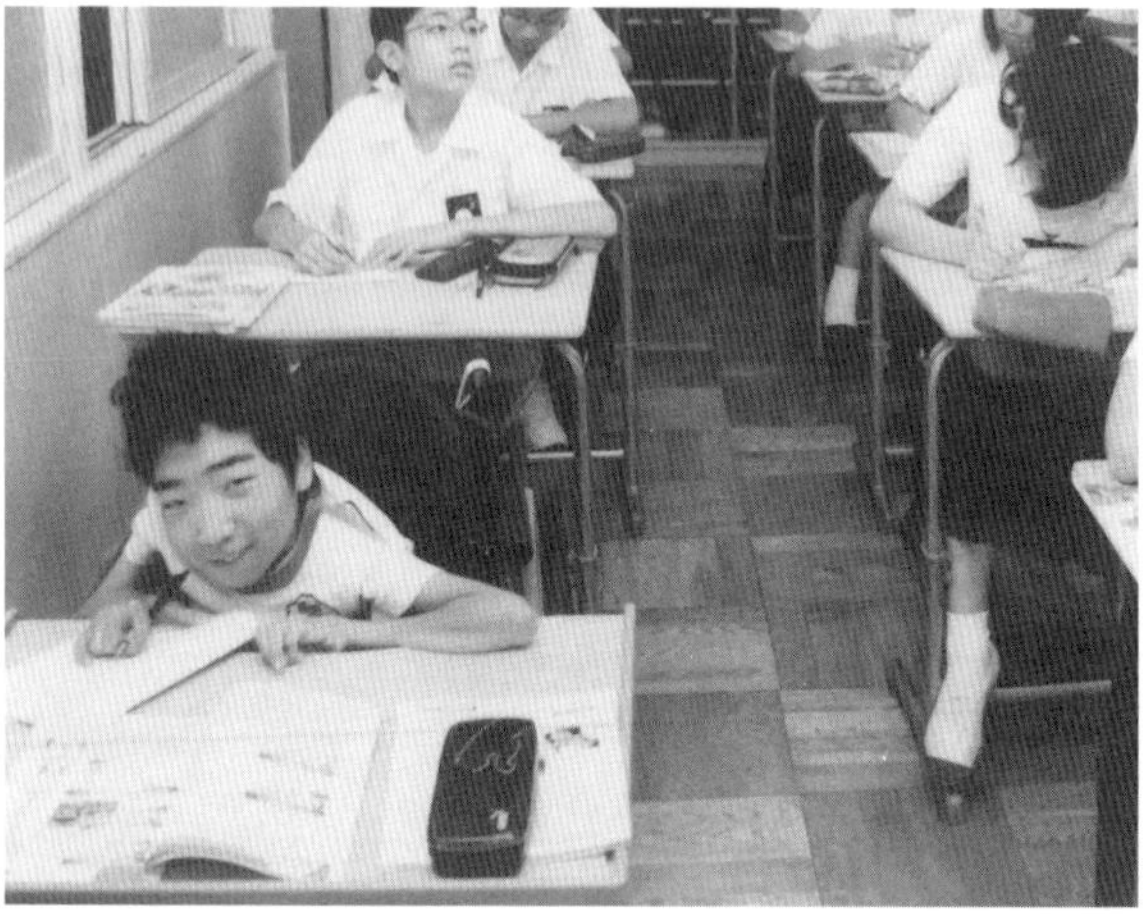

図6　中学時代の授業中の様子。机の丸くなっている縁に体を預けて、前かがみになって勉強をする。油断すると首が机についてしまうので介助者に戻してもらう。

あります。

部活は囲碁・将棋部に入りました。入部が本人は野球部志望でしたが、認められませんでした。かけるくんは何度も交渉したのですが、ボールが当たってけがをする危険性があるため、野球部には入部できませんでした。

もちろん、かけるくんはフィールドプレーヤーとしては戦力になりません。しかし、ほかの中学の分析やスコアラーなど、プレー以外のことでクラブに貢献することはできたかもしれません。ただし、けがをする危険性も考慮すると野球部の判断はやむを得ないと思います。

体育祭では、かけるくんはクラスの旗を電動車いすにつけて、走り

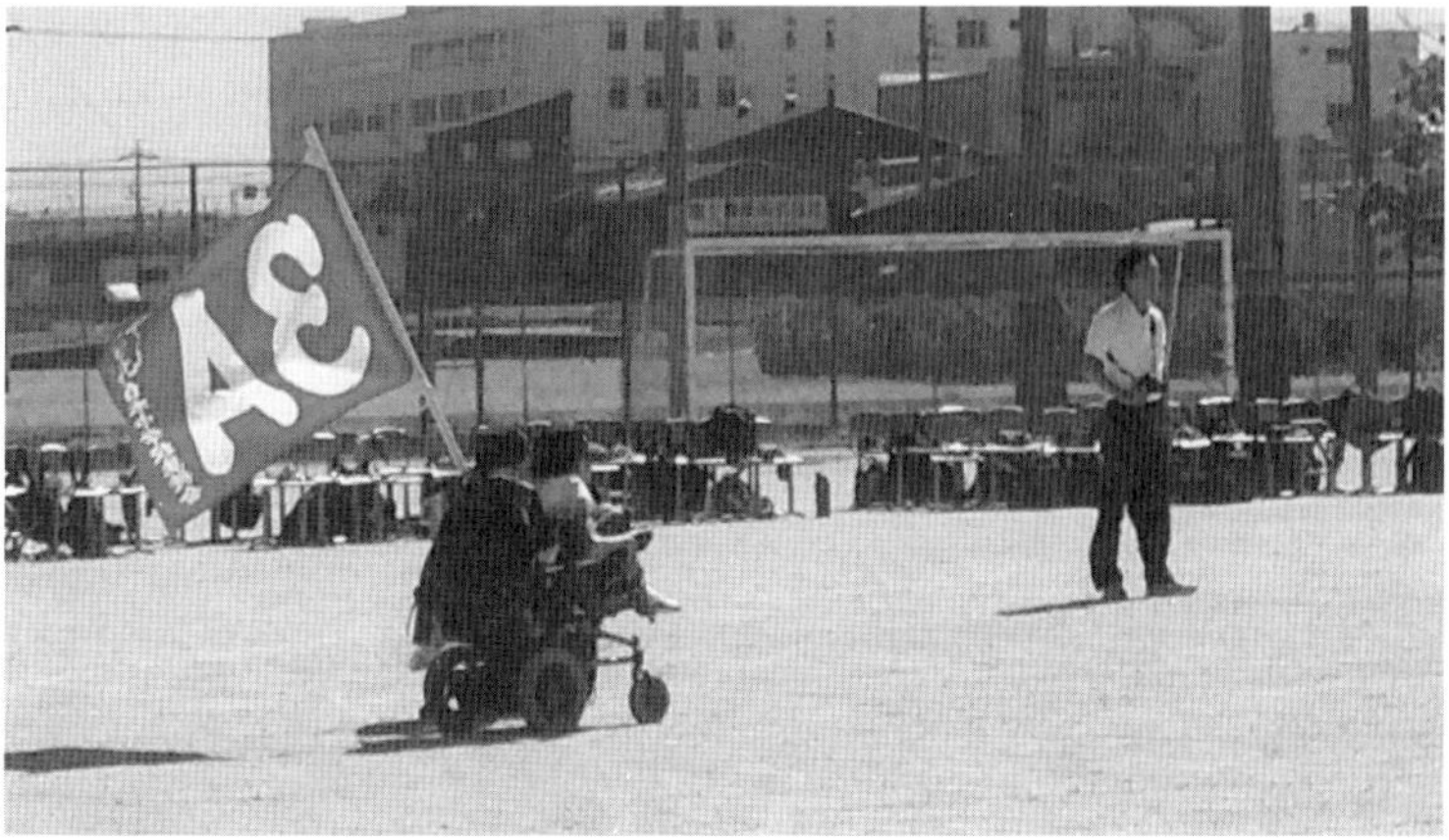

図7　体育祭の写真。クラスの旗を電動車いすにつけて応援している。

回って応援しました（図７）。ここでも、手足が動かないからといってただ見学するだけではなく、かけるくんができることで何か役割を与えようと配慮する優しい気持ちが読み取れます。

課外授業では、名古屋港水族館に社会見学に行ったり、修学旅行では東京ディズニーランドに行ったりしました。

社会見学のときは、食事は友人が手伝ってくれました。修学旅行中は支援員の方がついてくださったので、お母さんやおばあさんは同行せず一人で旅行に行きました。旅行中の食事やトイレの介助は支援員の方がしてくれました。

修学旅行では、かけるくんは

ジェットコースターに乗りたかったのですが、残念ながら身長制限にひっかかって乗ることができませんでした。ビッグサンダー・マウンテンに乗ったりすると体がバラバラになるかもしれません。主治医の私としては、かけるくんがジェットコースターに乗らなくてよかったと思います。シートにもうまく座れないうえに、シートベルトもうまくかけられないので、現実的には安全にジェットコースターに乗るのは難しいと思います。

もし、かけるくんがジェットコースターに乗ったとすると、我々が体験するジェットコースターの100倍くらいのスリルを味わうことができます。普通のジェットコースターが最大で3Gくらいの加速度なので、かけるくんの筋力が健常人の100分の1だとすると、300G（！）に相当するとてつもない加速度を感じることができます。これはスリルを楽しむという話ではなく、命にかかわるレベルだと思います。

中学校3年生になると高校受験を迎えます。かけるくんは、稲沢東高校と守山高校を受験しました。愛知県では、公立高校はA日程から1校、B日程から1校を受験することができます。私立高校は、かけるくんの障害の程度を見て、受験を認めてくれる学校はありませんでした。

稲沢東高校はA日程で、2019年の「みんなの高校情報」では偏差値42となっています。かけるくんの自宅から稲沢東高校までは、直線距離で6～7㎞くらいなので電動車いすで通学することができます。

一方、守山高校はB日程で、２０１９年の偏差値は40です。かけるくんの自宅から守山高校までは、電車で1時間半かかります。さらに、グーグル検索で守山高校と入力すると、「守山高校　ヤンキー」「守山高校　定員割れ」「守山高校　荒れてる」といった単語がサジェスチョンで表示されます。

そういう事情があったので稲沢東高校が第一希望だったのですが、守山高校は受かって、稲沢東高校は不合格でした。

守山高校は荒れていると聞いていたので内心、びくびくして入学したのですが、意外とそうでもありませんでした。いや、荒れているのは荒れているのですが、かけるくんにはかえって過ごしやすかったのです。

守山高校がどれくらい荒れているかというと、かけるくんのお母さんが付き添いで一緒に登校すると、朝、校門のところで生徒が先生に「こらー！」と怒られています。すごく怒られているのですが、そんなことはお構いなしに普通に授業が始まります。けんかも多く、先輩たちが外で殴り合いをしていることもよくありました。20年前か30年前のツッパリと呼ばれる生徒が多かった時代を思い出します。

かけるくんの学年はとびきり出来が良いと言われていましたが、それでもしばしばけんかは起きていました。タイマンが起きて、男子トイレのなかが血の海になったこともありました。

しかし、かけるくんにはそういったことは無縁でした。かえってそういう生徒のほうが、かけるくんのような障害者には優しいのかもしれません。例えば、守山高校は公立なのでエレベーターがありません。そのため、かけるくんが上の階に行くときには、みんなで「かけるを上げるぞ」と言って階段を運んでくれました。

じゃんけんをして、勝った人が持ち上げるというルールでした。負けた人ではなく、勝った人が持ち上げるというのは、この行為が名誉なことと考えられていた証拠です。男子がいるときは男子がやってくれるのですが、男子が先に行ってしまうこともあったので、そういうときは女子が持ち上げてくれました。

電動車いすは100kgくらいの重さがあります。授業のときは手動車いすでしたが、それでも70kgくらいになります。それにかけるくんが乗っているわけですから、結局100kgくらいになります。それを持ち上げるわけですから大人でも大変です。しかも、ただ100kgの荷物を運ぶのとは違い、車いすの上には人が乗っています。そのため、絶対に落としてはいけないというプレッシャーもかかります。それを女子4人で持ち上げていたというのですから驚きます。

だからというか、やっぱりというか、「荒れている」守山高校の体育大会は一筋縄ではいきませんでした。団結力が強いからこそ、意見が食い違ってよくけんかになりました。そういうときには、守山高校名物の殴り合いが始まるのです。時には、真面目に走らない生徒がいてそのせいで負けたりすると、その生徒が袋叩きにあったりもしました。

体育大会では、クラスの旗を貼って、掛け声をかけて、すごいクラスの団結力でした。かけるくんのお母さんが感心していると、裏ではけんかが勃発して先生が走っていきました。

こうして「個性的な」高校に通うことになったかけるくんですが、北名古屋市の自宅から守山高校までは、ＪＲで普通に行ったら1時間半かかります。ここで言う普通というのは、健常者がＪＲに乗って行ったらという意味です。かけるくんのように電動車いすで通学するときは、健常者の場合とは異なります。

まず、電車のなかは通勤・通学ラッシュの時間帯です。そこへ前後・左右で１・５ｍは必要とする電動車いすが乗るわけです。人が缶詰になっている状態のところに、さらに電動車いすを無理やり乗せてもらうので、ほかの乗客からすればかなり迷惑です。

また、ＪＲは安全に電動車いすが輸送できる状況が確認できないと、電車が来ても乗せてくれません。駅と駅の連絡や車掌と駅の連絡などがあるのでしょう。何か紙を書いて連絡をして、「連絡がつかないからもう一本後にしてください」と言われたりすることもありました。

冬の間は、ほかの乗客が電車に乗っていくのに、一人取り残されて寒空の下で待たなくてはいけません。かけるくんは、「こんなに寒いのに、あと1本待たないといけないかよ」とよく思ったと言います。

ＪＲに比べると、名鉄（愛知県の私鉄）はもう少し融通が利いて、そのように待たされることはあまりありませんでした。今では、地下鉄などにも車いす専用スペースが設けられている車両がありますが、全部の路線でそのような対応がされているわけではありません。また、ほかの乗客の理解も必要なので、今後さらに車いす利用者に対する制度の改善や理解が進むことを祈ります。

かけるくんは手の力が弱くて傘が持てないので、雨が降るだけでも大変でした。雨ガッパを着せてもらって登校したり、本当にちょっとした雨のときは濡れたまま帰ったりしました。どうしても大雨で登校できないときは、お母さんが車で送っていきました。しかし、お母さんも仕事があるのでそうそう送り迎えはできませんでした。

このように、高校へ登校するだけでも大変なのですが、かけるくんは高校３年間、遅刻しないで皆勤しました。もちろん、遅刻ギリギリになることもありました。遅刻寸前になると先生が通学路に出て来て、「走れ！」と生徒に向かって叫び、生徒はみんな全力で走っていきました。

それに負けずとかけるくんも電動車いすを全速力で走らせました。守山高生は、けんかはするし、勉強はしないけど、時間は守るのです。

通学の苦労はありましたが、学校内では支援員の方にトイレや食事の介助を受けることができました。小学校・中学校に続いて守山高校でも、県教育委員会が支援員の

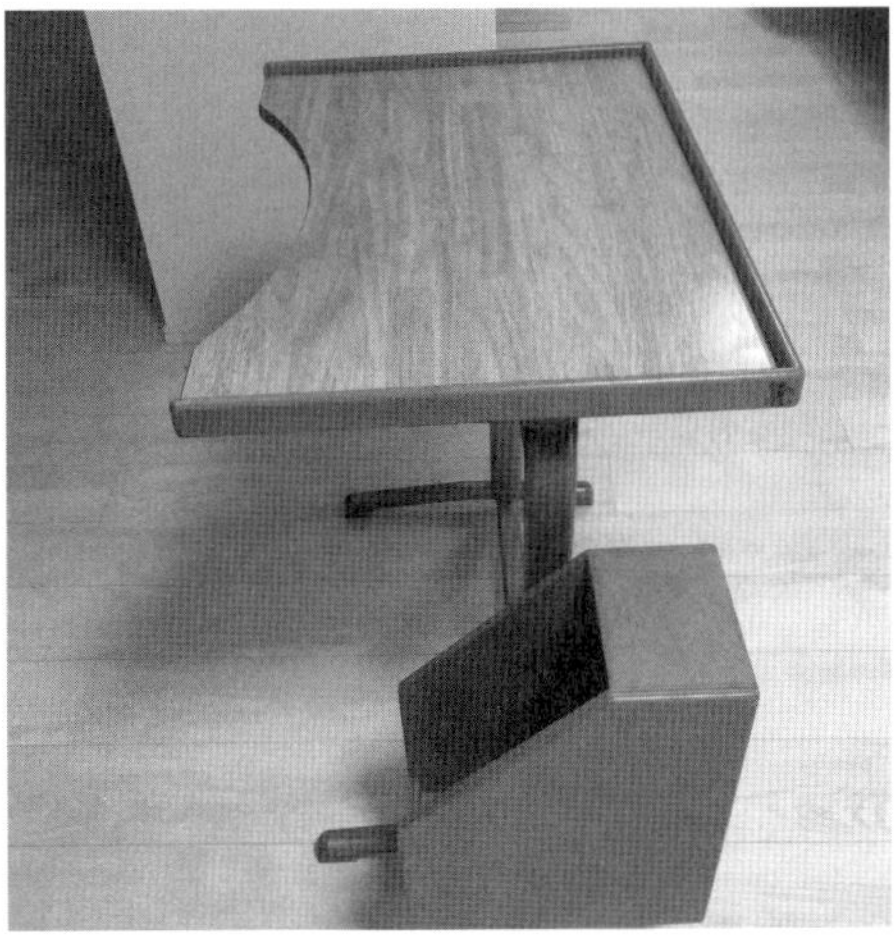

図8　用務員の大島康弘さんがつくってくれた机。写真の右側に写っている入れ物は、教科書などを入れる。

予算をつけてくれたのです。

また、守山高校の用務員をされていた大島康弘さんは、かけるくんが勉強するための専用の机をつくってくれました（図８）。

高校時代には、それまでよりさらに筋力が弱くなり、座った姿勢を維持するのが大変でした。机の丸く切ってある部分で、体が左右にずれないよう支えます。

大島さんは、机以外にも授業を受けるのに役立つこまごましたものを工作してくれたり、ここのネジを回せば電動車いすが手動になるよと教えてくれたりしました。なぜ大島さんがこんなに詳しいかというと、大島さんにも車いすのお子さんがいらっしゃったので、どのように工夫すると良いかをよくご存じだったのです。

大島さんは、かけるくんのことをまるで息子のように大事に見守ってくれました。

守山高校は決して進学校ではないですが、かけるくんもお母さんもとても面白い学校だったと言います。

洋式トイレもちゃんとありました。激しく燃える男子（と女子）のいる熱い3年間でした。守山高校は、かけるくんにとても合っている高校だったと思います。

第3章

スピンラザ投与前

1 あるボランティア団体

第3章では、私と出会ってからスピンラザを投与するまでのかけるくんの生活を紹介したいと思います。私と出会ったことでかけるくんの人生は大きく変わっていきました。

私とかけるくんが初めて出会った2015年の時点で、脊髄性筋萎縮症の臨床試験が受けられるのはアメリカだけでした。もし本当に臨床試験を受けるとなると、たくさんのお金が必要になることが予想されました。

かけるくんの家は普通の家庭なので、臨床試験のために何千万円も集めることはできません。私はお金を集める方法に募金を想定していたのですが、多額のお金を募金で集めるためには何が必要なのかを考えました。

かけるくんが「アメリカで脊髄性筋萎縮症の臨床試験を受けたい」と言うだけでは募金が集まるとは思えません。人の心を動かす決め手が必要です。

私はその答えとして、かけるくんが自分の夢のために頑張っている姿をほかの人たちに見せることだと思いました。障害があっても頑張っている少年を応援したいという気持ちが募金につながると考えたのです。

そのとき、かけるくんは高校1年生だったので、まずは大学受験を目指すことにしました。また、あるボランティア団体にも応募しようということになりました。（※あるボランティア団体について詳しく書きたいのですが、契約で団体名などを詳しく書けないことをご了承ください）

あるボランティア団体は、難病の子どもたちの夢の手助けをするために設立された団体です。もともと白血病のお子さんの夢を手助けするために設立されたので、白血病などの血液・腫瘍疾患のお子さんが多い傾向にありました。一方、脊髄性筋萎縮症を始めとした小児神経疾患の患者さんは、あまり登録されていない状況でした。

しかし、間違いなく脊髄性筋萎縮症は難病です。かけるくんと相談して、「アメリカの遺伝子治療の臨床試験をやっている先生に会いたい」ということを夢にして、そのボランティア団体に申請することにしました。

夢が叶ったら、その団体の会報に、病名、名前、年齢や写真も載せていただけます。多くの人にかけるくんの名前を知ってもらえたら、募金活動のステップになるかもしれません。そして、何よりもかけるくんが勇気をもって前に進むきっかけになることを祈って申請を出しました。申請するとき、治療に関わることはその団体としてサポートすることはできないことを確認されました。

申請をして2週間ほどしてから、そのボランティア団体から審査が通ったと連絡がありました。担当の方が3人ついて応援してくれることになりました。かけるくんも、学年末テストで学年10番以内に入ることができるよう勉強を頑張ると決意していました。少しずつ、物事が動き出しました。

そして、そのボランティア団体の担当とかけるくんが、夢について面談することになりました。夢が実現可能かどうか、また団体の趣旨とあっているかなどを相談するのです。そのボランティア団体から二人の男性がいらっしゃいました。申請のときに出した夢に加えて、あと二つの夢を考えてほしいと言われました。

かけるくんが提出した3つの夢は、

- アメリカの臨床試験をやっている先生に会いたい
- あるドラマで主人公を演じた俳優に会いたい
- あるプロスポーツの選手に会いたい

というものでした。

アメリカの脊髄性筋萎縮症の臨床試験をやっている先生に会いたい理由は、直接会って今の治療の現状を聞くことと、研究に自分を使ってほしいという気持ちを伝えることでした。

二つ目の夢として、あるドラマで主人公を演じた俳優に会いたい理由は、その主人公が「かける」という名前だったからです。かけるくんのお母さんは、そこから名前をもらってかけると名付けました。かけるくんは、自分の名前の由来となった役を演じた俳優に会いたいと思ったのです。

三つ目の夢として、あるプロスポーツの選手に会いたい理由は、かけるくんはそのスポーツが好きで、熱烈な地元チームのファンだったことです。その選手が努力して活躍している姿が、かけるくんの心を打ったと言います。

その後、あるボランティア団体と何回かやりとりがあり、「アメリカの臨床試験をやっている先生に会いたい」「ある役柄を演じた俳優に会いたい」という夢を実現するのは難しいことがわかりました。そして、「あるプロスポーツの選手に会いたい」という夢が、2016年7月に実現しました。

かけるくんは、その選手と会うために本拠地の練習場へ行くことになりました。その選手がかけるくんを見たとき、相当、戸惑ったのではないかと私は思っています。かけるくんくらい手足に障害があるのに普通に会話ができるという人を、医療関係者以外で見る機会は少ないでしょう。私自身、小児科医でありながら、かけるくんに出会うまで脊髄性筋萎縮症の患者さんを見たことがなかったわけですから。

かけるくんとその選手が会っている写真を見せてもらったことがあります。あるボランティア団体との約束で、この夢に関する写真をお見せすることができないのですが、写真に写っているその選手の顔は、「戸惑っている」と「笑っている」の間くらいの表情をされているのが印象的でした。笑おうとしているのだけど、戸惑っていて本当に心から笑うことができないという感じです。いつかその選手に会う機会があったら、かけるくんと会ったとき、どのように感じたのかを聞いてみたいと思っています。

この時期に、かけるくんのお母さんからいただいたメールには、

「私たち家族は、昨年の夏、岩山先生に会えたことを感謝しております。かけるが自分の病気を受け止め、さまざまなことに前向きに考えるようになりました。かけるは、岩山先生に会えて強くなりました。親としては、心の財産を得た思いです」

と書かれていました。

後にかけるくんに話を聞いたときも、「このとき、あるプロスポーツの選手に会うという経験をしていなかったら、受験勉強も遺伝子治療も頑張れなかったと思う」と言っていました。このボランティア団体のサポートで夢を叶えることができたのは、かけるくんにとって大きな転機だったのです。

2 大学受験を目指して

守山高校でのかけるくんの成績は、クラスで3位、学年でも10位以内に入る成績でした。守山高校ではほとんどの生徒が就職か専門学校で、大学に進学するのは10人前後でした。

守山高校の偏差値は40でしたが、かけるくんは手足が不自由なため点数が取れない

だけで、私はかけるくんの実際の学力は偏差値50～55くらいあると考えていました。名古屋地区でいうと、中京大学や名城大学が志望校になります。

しかし、大学への進学を希望したのが高校３年生の春だったので、受験の準備に十分な時間が取れないことが問題でした。各教科の一番難易度の低い受験用参考書を購入し、受験勉強を始めました。

字はゆっくりであれば鉛筆を使用して書くことができます。ただし、鉛筆が届く範囲が狭いので、記入する場所を変えるときは紙を動かしてもらう必要がありました。自分でページをめくることもできないので、参考書の次のページにいくときには、お母さんやおばあさんにめくってもらいました。

また、筆圧も非常に弱いので、ＨＢの鉛筆では薄くて見えません。そのため、２Ｂの鉛筆を使っていました。字を書くスピードも遅いので、紙に書くことを最低限にしぼって問題を解くように工夫をしていました。

かけるくんは、学校の授業レベルの内容はしっかり理解できていました。しかし、受験レベルの問題となると、今までに見たこともない問題も多かったので、かなり苦戦していました。最初のうちは、参考書を１ページ解くのに１日かかるといった具合でした。

私は１年浪人してもしっかりと学力をつけて大学へ進学するのが良いと考えていました。最近はどの大学も学生を集めるために、推薦入試やＡＯ入試などで学生を早く集めようとしますし、難関校以外では受験科目を減らして志願者を増やす大学が増えています。

その結果、十分な学力がないまま大学へ進学してしまい、入学してから大学の授業が理解できない学生が増えているという問題が起きています。私は、かけるくんにはそのようになってほしくないと考えていました。

あるボランティア団体のイベントも一段落がつき、受験勉強に集中する時期となりました。かけるくんのお姉さんは、私立大学の中国語学部に在籍しており英語も得意でした。そのため、かけるくんのお母さんは、かけるくんにお姉さんと同じ私立大学に進学してほしいと考えていました。

しかし、私はかけるくんが外国語には向いていないと思いました。そもそも、かけるくんは算数と理科、社会が好きで、国語と英語は苦手でした。また、かけるくんは男の子によくある口下手で、高校での英語の成績も良くありませんでした。

そのため、外国語を使う仕事よりも研究者など自分のペースで仕事が進められる仕事のほうがかけるくんには向いているのではないかと考えていました。

次に示すのは、かけるくんがある大学の推薦入試に提出した「私の夢」という題の小論文です。

「私の夢」

僕は脊髄性筋萎縮症という生まれつきの病気です。この病気は、知的には正常ですが、手足の拘縮や筋力の低下で、歩くことができません。手も動かせますが、あまり思い通りには動かないため、字が読みにくいと思います。小学校や中学校では、普通の学校に行き、体育以外の授業は普通に受けていました。生物に興味があり、将来は熱帯魚の研究をしたいと思い、高校では学年で3位以内に入るよう頑張って勉強しています。

生物に興味を持ったのは、自宅のそばにあるペットショップの店長が、熱帯魚の繁殖や体色の遺伝などを教えてくれたことがきっかけでした。今、ピラニアを飼っているのですが、2年前に調子が悪くなり、腹を上にして浮かんでしまったことがありました。そのとき、ペットショップの店長のアドバイス通りに薬を投与したら、すっかり元気になりました。

研究なら手足が不自由でもアイディア次第ではほかの人と対等に勝負ができるし、今は分身ロボットや特殊なキーボードなどＩＴの進歩で障害のバリアが低くなりつつあります。今は手足が不自由なことをコンプレックスに思っていますが、大学に入って生物の勉強をしっかりして、生涯に渡ってつきあえる友人をつくり、そのコンプレックスを軽々と超えていけるような大学生活を送りたいです。

『五体不満足』で有名な乙武さんも、特殊な自動車に乗って自動車免許を取得して、車の運転をしていると聞きます。僕は、乙武さんよりは手足が動くので、手足がない乙武さんにできて、僕にできないはずがないと思います。立派な研究をしていれば、トヨタ自動車が特殊な自動車の開発に乗り出してくれるかもしれません。免許を取って、就職して、自分で税金を払う立派な社会人になって、さらに熱帯魚の研究を極めて、店長みたいに熱帯魚のエキスパートになりたいです。そして、障害があっても夢を諦める必要はないことを、日本全国の障害者の人に伝えたいです。

また、受験勉強と並行して、受験に際しての配慮を申請していかなければなりません。

例えば、かけるくんは字を書くことはできますが、筆圧が弱く書くスピードも遅いので、普通の受験者と同じ試験時間では最後まで解くことができません。また、ページをめくったり、解答用紙を動かしたりできないので介助者が必要です。そのため、事前に試験を受けるための準備をして申請をしなくてはいけないのです。

例えば、かけるくんがセンター試験で体や手足の動きが悪いことを示す「肢体不自《したいふじ》由《ゆう》」に関する配慮を受けるためには、以下の書類を提出する必要があります。

- 平成31年度大学入試センター試験受験上の配慮申請書

- 平成31年度大学入試センター試験受験上の配慮出願前申請済届
- 診断書（肢体不自由関係）
- 状況報告書（試験時間延長１・３倍）

さらに申請するのに必要な相談や確認のスケジュールもタイトで、

①受験案内・受験上の配慮案内の入手及び受験上の配慮についての事前相談
②受験上の配慮の出願前申請
③受験上の配慮事項の確認
④出願
⑤受験上の配慮事項の再確認
⑥受験票に記載された「問い合わせ大学」との打ち合わせ

以上の手続きを8月から12月までに終了して、やっと1月のセンター試験を受けることができます。

具体的に受けられる配慮は、「受験時間が延長される（最大１・５倍まで）」、「マークシートを塗りつぶさずにチェックで解答できる」などがあります。

手続きには診断書なども必要なので、私も他人事ではありません。かけるくんのお母さんと分担して、どんどん書類を進めていきました。障害者は受験を受けるだけでも、普通の受験生と比べて何倍も大変なのです。

もちろん、肝心の勉強のほうも大変です。かけるくんは数学や理科、地理や歴史は得意ですが、国語や英語が苦手でした。典型的な男子高校生の傾向です。数学も理解は良いのですが、書くスピードが遅く計算に時間がかかるのでなかなか点が取れません。夜遅くまで勉強して頑張っていたのですが、なかなか成績が伸びなくなりました。

ほかの受験生と同じ時間勉強しても、教科書をめくるにも文字を書くにも介助者の助けが要ります。四六時中、誰かが付き添って勉強を見るのは難しいので、どうしても学習スピードが遅くなります。

また、各大学の見学にも行き始めたのですが、どの大学もかけるくんの障害が重いことを見て及び腰でした。いくつかの大学は、障害を持つ学生のために授業のときの筆記などのボランティア制度がありました。

しかし、ほとんどの大学が、手動車いすで移動して身の回りのことは自分でできる程度の障害を持つ学生が想定されていました。かけるくんのように、ほとんどすべてのことに介助が必要な重い障害を持つ学生を受け入れる体制が整っている大学は皆無でした。

9月に入り、受験勉強も佳境に差し掛かってきました。かけるくんにもお母さんにも成績が上がらないことへの焦りの色が見られるようになりました。私は、受験勉強ができる体制になったのが遅かったので、１年浪人するのは仕方がないと説明しました。センター試験まではまだ４ヵ月あるのでコツコツと学力をつけていく時期だと考えていました。

ある日の外来で、かけるくんから、推薦入試の推薦状を書いてほしいと依頼がありました。書類を見ると、お姉さんが通う私立大学の外国語学部の名前が並んでいました。お姉さんが在籍していたので、同じような進路に進んでほしいと考えたのでしょう。

お姉さんは、高校生のときにスピーチコンテストで優勝するなど、推薦入試を受けるだけの実績がありましたが、かけるくんはそういった実績はありませんでした。お母さんは、

「かけるはこんなに障害があっても、高校は休まず通いました。それが何よりの勲章です」

と言っていました。

しかし、私は推薦状を書くことができませんでした。確かに障害があって高校に通うのは大変ですが、そのうえで受賞したり優勝したりといった実績が推薦入試には必要だと考えたのです。

そのため私はかけるくんの推薦状を書くのを断りました。かけるくんもお母さんもがっかりしていました。しかし、推薦入試だけが受験ではありません。かけるくんに

もお母さんにも、推薦入試で大学に入っても十分な学力がないと授業についていけないこと、今は受験に必要な学力を身につける時期だから焦らずに勉強することが大切であることを繰り返し説明しました。

しかし、かけるくんもお母さんも、推薦入試やAO入試ばかりに目が行ってしまい、基本的な学力を身につけることを諦めてしまっていました。そのような状況になると、私としてもサポートすることができません。非常に残念でしたが、かけるくんとお母さんに推薦入試やAO入試を目指すのであれば、私としては力になれないと伝えました。

その後、12月にかけるくんのお母さんから病院に苦情の電話がありました。主治医が主治医としての責任を果たしていないという苦情でした。

病院の苦情担当の部署から調査の人が来ましたが、病気についてはしっかり診察していたこと、受験勉強も面倒を見ていたが途中で目指す方向が異なったこと、その後は私からのサポートはできなかったことを淡々と説明しました。

調査の人は、

「それならしょうがないですね。あとはこちらで対処します」

と言って、帰っていきました。

私は、どこかの大学の試験を受けて、不合格の通知を受け取ってお母さんの怒りが爆発して私への苦情につながったのだろうと想像しました。かけるくんがかわいそうだと思いましたが、脊髄性筋萎縮症の治療法もなく、受験勉強を教えるのが私の仕事ではないので仕方がないと割り切って考えました。

私は、頭のなかの記憶の引き出しに「忘却可」のしるしをつけて、かけるくんのことを思い出すこともなくなっていきました。

コラム4 障害者と大学受験

2013年4月に障害者総合支援法が施行され、2016年4月に障害者雇用促進法の改正、障害者差別解消法の施行など、障害者に対する雇用の機会均等が図られています。

それに伴って、ハローワークにおける障害者の就職率も、2009年の36・0%から2018年には48・4%に改善しています（厚生労働省報道発表資料平成30年度　障害者の職業紹介状況等より）。しかし、障害者の就職率はリーマンショックなどの不況にも大きく左右されるので、障害を持つ生徒には就職を見据えた学習指導を行う必要があります。

肢体不自由者は、高校までの日常生活ではそこまで困難を感じないケースが多いです。高校までは養護学校などに進学する学生が多く、十分なサポートを受けることができるからです。しかし、大学進学や就職ではうまくいかないことが多く、大きなハードルとなっています。その原因として、大学進学や就職では、適切な相談機関がなかったりサポートを受けることができなかったりして、壁にぶつかるケースが多いことがわかっています。

ただ、そういった困難を乗り越えて、大学・短大などで学ぶ障害者学生が徐々に増えています。2011年度には、大学・短大などで学ぶ障害者学生の数が初めて1万人を突破しました。2019年現在では、障害者学生は33812人まで増加しています。障害のある学生が在籍している大学は、大学全体の86・4％（678校）、短大の63・0％（206校）、高等専門学校の100％（57校）となっています（平成30年度　日本学生支援機構　障害のある学生の修学支援に関する実態調査結果報告書）。

障害別には、病弱・虚弱が11151人（33・0％）、精神障害が8770人（25・9％）、発達障害が6047人（17・9％）、肢体不自由が2478人（7・3％）となっています。この10年ほどで、病弱・虚弱や、精神障害・発達障害の障害者学生が増えていますが、肢体不自由の障害者学生はあまり変動がありません。

肢体不自由の障害者学生に注目してみると、2357人の肢体不自由の障害者学生のうち327人（13・9％）が上肢機能障害、854人（36・2％）が下肢機能障害、745人（31・6％）が上下肢機能障害、431人（18・3％）がほかの機能障害となっています。上肢だけの障害よりも、下肢だけもしくは上下肢の障害を持つ学生が多くなっています。

専攻別では、社会科学が７５１人（31・９％）、人文科学が４７１人（20・０％）と文系に進む肢体不自由の障害者学生が大半ですが、工学が２３３人（９・９％）、医・歯学を除く保健が２００人（８・５％）と理系や福祉系に進む学生もいます。

かけるくんは障害者の分類として、肢体不自由になります。肢体不自由者とは、身体障害者福祉法や学校教育法において、「身体に関する障害がある人」として定義されています。

軽度の肢体不自由者では、健常者と同様に紙ベースの参考書を使って勉強ができますが、かけるくんのような重度の肢体不自由者では紙ベースでの学習は困難で、スマートフォンやタブレットのアプリを中心とした学習に力を入れるべきだったと反省しています。

結局、かけるくんは一般入試で愛知県内の福祉大学に合格しました。守山高校では、大学へ進学する生徒がいてもほとんどは推薦入試で合格していました。かけるくんが大学に合格したとき、高校3年生のときの担任だった高橋宏和先生は、「この子は俺が担任だったんだ。この子だけがセンターと一般入試で受験して合格したんだぞ。あとみんな推薦だろ？　俺の誇りだし自慢だ！」

と言ってくれました。

一般入試で合格するのは普通の子でも難しいのです。そのことに加え、高橋先生はかけるくんがこれだけ手足に不自由があっても大学に合格したことを評価してくれたのでしょう。そのようなことを評価してくれる先生がいる高校に通うことができて、かけるくんはとても幸せだったと思います。

かけるくんは高橋先生のことをとても信頼していて、今でも、高橋先生に会いに守山高校にときどき行くそうです。

第4章

スピンラザ開発

1 スピンラザとは？

第4章では、かけるくんに投与することになるスピンラザについて、作用するメカニズムと開発されるまでの経緯を解説していきたいと思います。

スピンラザは、脊髄性筋萎縮症の世界初の遺伝子治療薬です。スピンラザはどのように脊髄性筋萎縮症に効くのでしょうか？

それを理解するには、遺伝子からたんぱく質がつくられる仕組みについて理解する必要があります。遺伝子からたんぱく質がつくられる仕組みは、高校生の「生物Ⅰ」（高校生の約75％が履修）、「生物Ⅱ」（高校生の約15％が履修）で学習します。

ただ、生物を選択していないとこのあたりを理解するのは結構難しく、私も高校では物理・化学の選択だったので、医学部の授業で苦労しました。

まずはDNAからRNAがつくられて、RNAからアミノ酸がつくられて、アミノ酸がつながってたんぱく質になるという流れがあることを覚えておいてください。

この流れのことを「セントラルドグマ」と言います。ドグマとは宗教における教義のことです。この遺伝子からたんぱく質がつくられる仕組みは、細菌から人まで、動物も植物も含めたすべての生物に共通しています。そのため、「生き物を形づくる基本原理」という意味でセントラルドグマと呼ばれているのです。

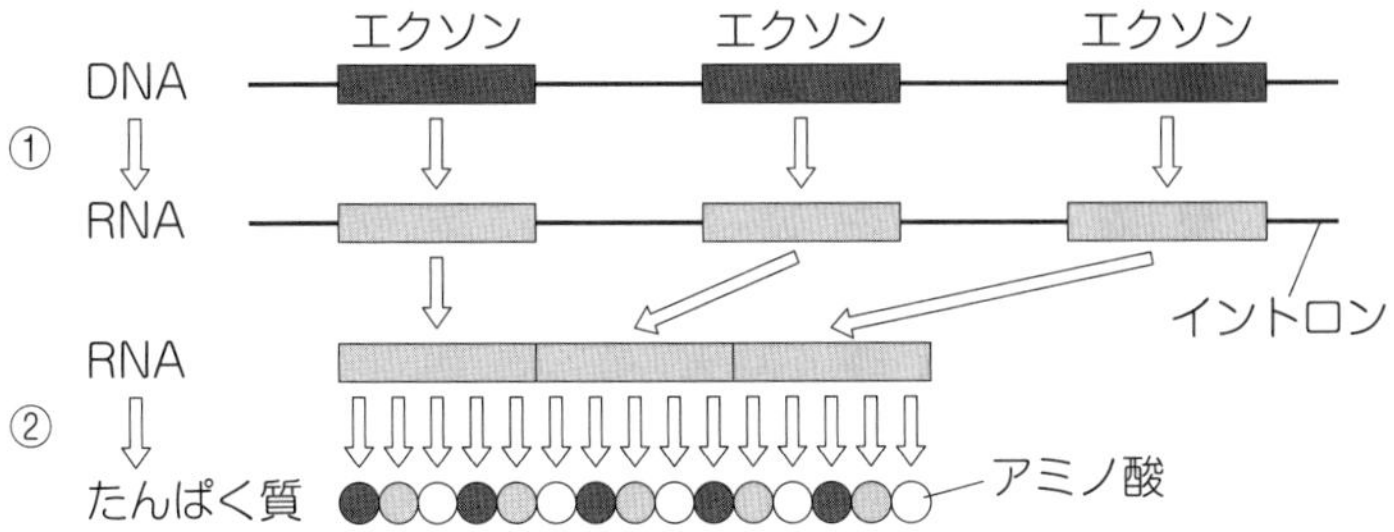

図9　DNAからたんぱく質がつくられるまでの流れ。

アニメ「エヴァンゲリオン」で、セントラルドグマという秘密基地の中にある地下施設がありますが、名前の由来になっただけで特に生物学的な用語とは関係ないようです。

最初に元となるのはＤＮＡです。ＤＮＡの情報をもとにＲＮＡがつくられます（図９－①）。ただ、すべてのＤＮＡからＲＮＡがつくられるわけではありません。図９－①で示したように、ＲＮＡがつくられる部分（□）とＲＮＡがつくられない線の部分があります。

□の部分をエクソン、線の部分をイントロンと呼びます。つくられたＲＮＡの情報をもとにアミノ酸（○）がつくられて（図９－②）、それがつながってたんぱく質になります。

このような仕組みで、すべての遺伝子からたんぱく質がつくられます。一つの遺伝子からいくつかのたんぱく質がつくられたり、ある遺伝子配列が逆方向からもたんぱく質がつくられて別の遺伝子として働いたりすることもあります。そのため、ヒトの遺伝子数は２万５千個ほ

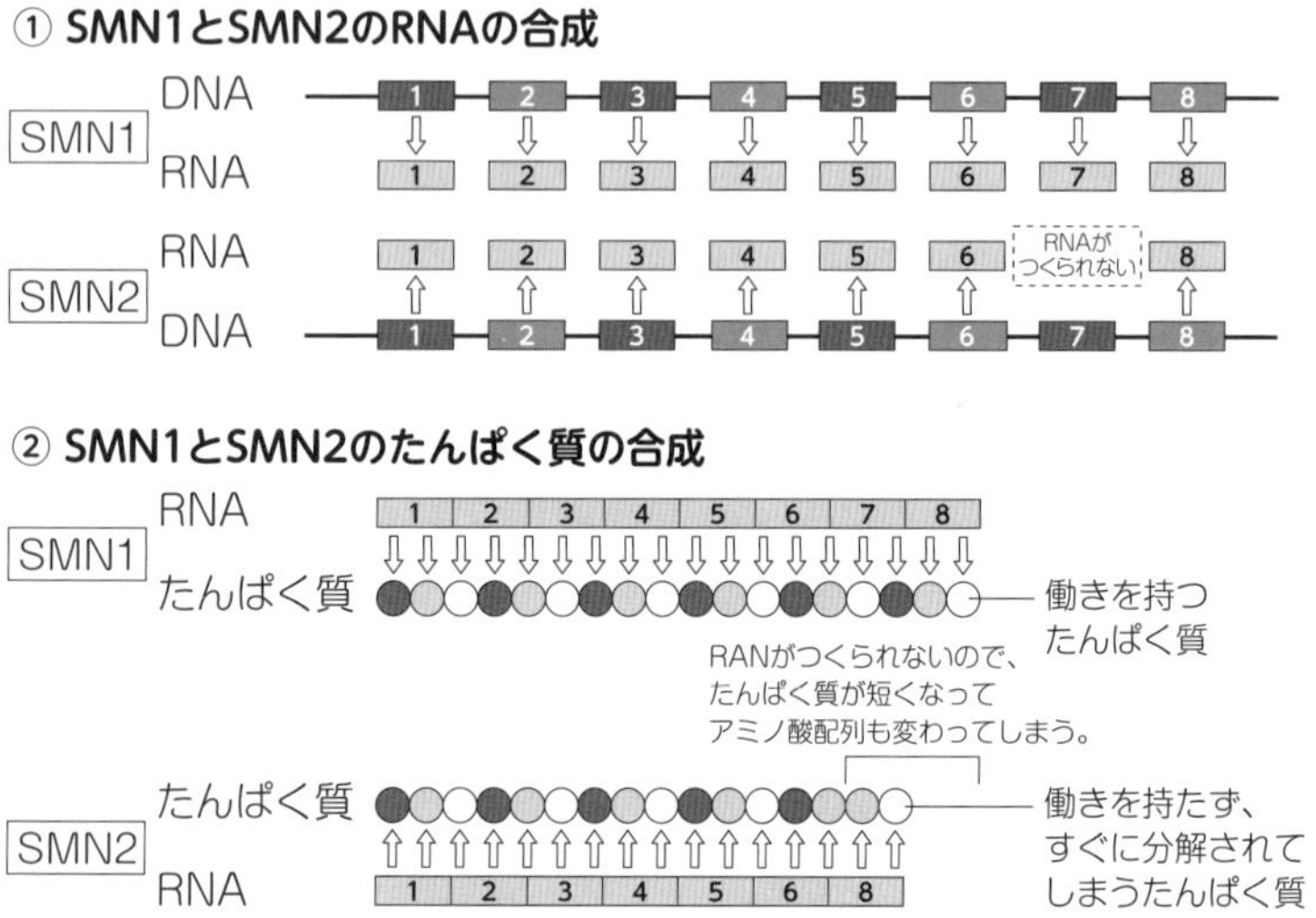

図10　SMN1とSMN2のRNAの合成。

ど と判明していますが、たんぱく質はその数倍となるおよそ10万種類になると言われています。

その2万5千個ほどもある遺伝子のうち、脊髄性筋萎縮症で異常があるのはSMN1遺伝子だけです。第1章で出てきたように、SMN1遺伝子からSMNたんぱく質がつくられます（図10）。SMN1遺伝子には8個のエクソンがあり、そこからRNAがつくられます（図10－①SMN1）。

そのRNAをもとにたんぱく質がつくられます（図10－②SMN1）。このSMN1遺伝子からつくられたたんぱく質は働きを持つので、脊髄にある前角細胞の維持に役立ちます。脊髄性筋萎縮症の患者さんでは、このSMN1遺伝子がないため、正常な働きを持つSMNたんぱく質をつくることができず、前角細胞が死滅してしまいます。その結果、脳から発信された電気信号を筋肉に伝えることができません。

一方、SMN2遺伝子というSMN1遺伝子とよく似た遺伝子もあります（図10－①SMN2）。数ヵ所、配列が違うのですが、大まかに考えて同じ配列を持つ遺伝子だと思ってください。

このSMN2遺伝子からもRNAがつくられますが、SMN2遺伝子の7番目のエクソンだけはRNAがつくられません。図10－①SMN2で「RNAがつくられない」と書いてある部分です。

そのため、そのRNAをもとにつくられるたんぱく質も短いものとなりアミノ酸配列も変わってしまいます。このSMN2遺伝子からつくられたたんぱく質は働きを持たず、すぐに分解されてしまいます。

なぜ、すぐに分解されてしまうたんぱく質しかつくることのできないSMN2遺伝子が人間にあるのかわかりません。

おそらく、現代の人間に進化するまでの途中ではSMN2遺伝子からつくられるたんぱく質が重要だったのかもしれません。それともたまたま残っているだけなのかもしれません。

しかし、この一見なんの役にも立たなそうなSMN2遺伝子が、脊髄性筋萎縮症の治療にはとても重要なのです！

スピンラザが効果を発揮する仕組みを一言で言うと、「スピンラザがSMN2遺伝子から正常な働きを持つたんぱく質をつくり出す」と言えます。SMN2遺伝子のエクソン7からRNAがつくられない仕組みは、エクソン1からエクソン6まで順調にRNAがつくられていたのに、エクソン7がスキップされて、エクソン8のRNAがつくられてしまうことが原因です。

スピンラザは、このエクソン7がスキップするのを防ぐことによって、正常な働きを持つたんぱく質をつくることができるのです。

●SMN2遺伝子と脊髄性筋萎縮症の重症度

ここまでSMN2遺伝子から長いSMNたんぱく質はつくられないと説明してきましたが、じつはSMN2遺伝子から少量ですが長いSMNたんぱく質をつくることができます。SMN2遺伝子の個数は0個から4個まで個人差があるのですが、SMN1遺伝子が1個でもある人では、SMN2遺伝子の個数がいくつでも脊髄性筋萎縮症を発症しません。しかし、SMN1遺伝子を一つも持たない脊髄性筋萎縮症の患者さんでは、SMN2遺伝子のコピー数が少ないほど重症度が重くなります。

例えば、かけるくんはSMN2遺伝子のコピー数は2個ですが、お姉さんは3個です。かけるくんの方がSMN2遺伝子のコピー数が少なく正常のSMNたんぱく質が少ないため、より筋力が弱く重症なのです。ただ、必ずしもコピー数だけで重症度が決まるわけではないため、そのほかの要因が関与することも推定されています。

2 スピンラザ開発秘話

スピンラザはコールドスプリングハーバー研究所のクレイナー教授の研究室とISIS製薬（現・Ionis 製薬）の共同開発により誕生しました。クレイナー教授のもとで実際の開発を担当したのが、佐橋健太郎博士研究員（現・名古屋大学医学部神経内科病院助教）です。

佐橋先生は1999年3月に名古屋大学医学部を卒業しました。その後、名古屋第一赤十字病院で初期研修を行った後、神経内科に入局し、2004年に名古屋大学大学院医学系研究科に入学、2008年3月に博士課程を修了しています。その後、国立鈴鹿病院で神経内科医員として勤務された後、2008年9月からコールドスプリングハーバー研究所に博士研究員として留学されました。

佐橋先生はもともと名古屋大学で、DNAからRNAがつくられる際、どのようにDNAの必要な部分（エクソン）を残して、不要な部分（イントロン）を取り除くのかという仕組みを研究していました。2000年代に、不要なイントロンを取り除く仕組みに異常があって発症する病気（スプライシング病）が次々と発見されました。

佐橋先生は、スプライシング病の治療に関する研究がしたいと思っていました。

そのときに、ちょうどクレイナー教授の招待講演会が藤田保健衛生大学（現・藤田医科大学）でありました。クレイナー教授の研究室にいた研究者が藤田保健衛生大学に在籍していたのです。


脊髄性筋萎縮症に焦点を当てた講演会ではなかったのですが、スプライシング病に関する話が聞けそうだったので、佐橋先生は講演会に行きました。講演会の後、佐橋先生は、藤田保健衛生大学の研究者の先生に紹介してもらって、クレイナー教授に直接、話を聞きに行きました。すると、研究者の先生とクレイナー教授が一緒に食事に行こうと佐橋先生を誘ってくれました。


熱田神宮のそばにあるうなぎ料理の老舗に行って食事をしました。今までにどんな研究をしてきたのかという話になって、佐橋先生は、

「スプライシングの仕組みを研究していて、スプライシング病の治療を開発する研究がしたい。できればクレイナー教授の研究室に留学したい」

と話しました。クレイナー教授は、

「研究員の空きがないからちょっと待ってくれる？　もし、海外研究留学助成金に採択されたらアメリカに来てもいいよ」

と答えました。


そこで佐橋先生は、たくさんの海外研究留学助成金に応募しました。しかし、なか

なか採択されませんでした。そのことをクレイナー教授に連絡したところ、佐橋先生の努力を買ってくれて、

「とりあえず助成金はなしでいいのでアメリカにおいで」

と言ってもらえました。熱田のうなぎ料理の老舗で食事をしたのが２００８年２月だったのですが、あれよあれよという間に留学することが決まり、わずか半年後の２００８年９月から留学することになりました。

佐橋先生にうまく留学できた要因をお聞きしたところ、直接、クレイナー教授と顔を合わせていたことが大きいとのことでした。クレイナー教授の研究室には、各国の若手研究者から留学を希望するメールが年間３００～４００件もあり、とてもすべてに目を通して返事をすることはできないそうです。そのため、誰かの紹介なり講演会で話しかけるなりして顔を合わさないと、留学できるかどうかの議論すら始まらないのです。

私も２０１２年から２０１５年まで、シカゴ大学小児内分泌のレフェトフ教授の研究室に留学しましたが、同じようにレフェトフ教授と直接お会いして留学が決まりました。

２０１２年に臨床内分泌代謝アップデートという学会が浜松であり、そこにレフェトフ教授が特別講演に招待されていました。そのときに名古屋大学環境医学研究所の

村田善晴教授の紹介で、レフェトフ教授とお会いしました。レフェトフ教授の講演後に、コーヒーを飲みに行って2〜3時間話をしました。

その後、2週間くらい家族と相談して、留学をしたいとレフェトフ教授にメールをしたらすぐに、「When will you be available to come and for how long? (いつから、どれくらいの期間、来るんだ?)」というとてもシンプルで明快な返事をいただきました。この返事をいただいたとき、そのとき在籍していた名古屋市立大学医学部小児科の医局でガッツポーズをしたのを今でも憶えています。

佐橋先生と同じように、私も直接レフェトフ教授に会って話をしたことが大きかったと思います。また、私の場合は講演会の直前に、博士号（医学）を取得できたことも重要なポイントでした。

私は2010年3月に名古屋大学大学院医学系研究科を満期退学しました。満期退学というのは、「大学院生活は終わったけど、博士論文が書けていないから卒業じゃないよ」というものです。

大学院の指導教官であった上田典司先生にとって、私は一人目の大学院生でした。そのため、実験系の構築をはじめからやらなくてはいけませんでした。実験自体は順調に進んでいましたが、大学院に在籍している間に博士論文を書くことができませんでした。

卒業して2年近くがたち、2011年12月にようやく博士論文が受理されました。

２０１２年1月にレフェトフ教授の講演会があったので、ぎりぎり間に合った形です。レフェトフ教授に会うのに際し、英語で名刺をつくり、そこに「MD., PhD.」と記載しました。「ＭＤ」とは医師のことで、「ＰｈＤ」というのは博士（医学）のことを指します。名刺を渡したところ、レフェトフ教授から「You have PhD. Great!」と非常に前向きなコメントをいただいたことが印象に残っています。

日本だと、博士号を持っていてもあまり評価される風潮がありません。インターネットでは、博士に関する動画「創作童話　博士《はくし》が１００人いるむら（作者不詳）」(https://www.youtube.com/watch?v=Liw1-Zjd-zo) が有名です。１００人の博士のうち、かなりの割合が無職だったり、行方不明だったり、死亡したりして不幸になるというブラックユーモアです。いや、これは博士に関する真実なので、ユーモアではありません。

一方、欧米では博士号を持っている人が日本に比べて評価される風潮があります。例えば、ホテルなどの予約をするときにも「Mr.」や「Mrs.」以外の敬称以外にも、「Prof.（大学教授に対して使う）」、「Dr.（医師や博士号の資格を持つ人に使う）」などの敬称が使われます。それだけ、大学教授や医師、博士が尊敬されているのです。もしレフェトフ教授に会ったとき、私が博士号を持っていなかったら留学できなかったかもしれません。

佐橋先生や私のように、自分で留学先を見つけるという研究者は日本では少ないのではないかと思います。医学部で特に多い留学のパターンは、「自分の直属の教授が行けというので留学します」とか、「先輩が帰国するので、次は私が留学します」というものです。

このようなパターンの留学は、アパートも先輩と同じところを借りたり、車も引き継いだりできるので生活をスタートするという点では楽だと思います。おそらくそれなりの業績も出せるでしょう。

一方、自分で留学先を見つけて道を切り開く場合、生活をスタートするのも大変ですし、業績が出るか出ないかも留学してみないとわかりません。しかし、佐橋先生は「本当に自分のやりたいことと研究先のテーマがしっかり合っていないと、研究を続けるやる気を維持するのが難しいです。また、研究は、困難な道を自分で切り開くという要素があるので、その一歩目である留学先を自分で見つけるというのは大事かなと思います」と話されていました。

3 クレイナー研究室にて

佐橋先生は、2008年から2013年までクレイナー研究室で研究をしました。アメリカへの留学生は最初、Jビザという留学生用のビザで留学します。Jビザの有効期間は5年間でそれが終わると、日本に帰国するか、Ｈビザという就労ビザを取得するかを選択します。

Ｈビザを取得するにはいろいろな条件があり、Ｈビザが取れなければ帰国をしないといけない決まりになっています。佐橋先生はＪビザの有効期間ぎりぎりまでアメリカで研究をしました。

佐橋先生の研究は、核酸医薬の候補の一つであるアンチセンスオリゴマー（ＡＳＯ）という化合物を調べることから始まりました。核酸医薬とは、天然または人工的に合成したＤＮＡやＲＮＡなどの核酸を使って治療する薬物の総称で、その一つであるＡＳＯは標的とする特定の遺伝子配列に強く結合する核酸です。

ＡＳＯは特定の遺伝子配列に結合することにより、通常のＲＮＡやたんぱく質の合成を変化させることができます。ＡＳＯは化学的に修飾されており、普通のＤＮＡやＲＮＡよりも機能が向上しています。

理想的なＡＳＯの機能として、①標的とする遺伝子配列を間違いなく認識すること、②生体内で安定していて分解されにくいこと、③細胞内へ運ばれやすいこと、④ＲＮＡやたんぱく質の合成を変化させる効果が強いこと、⑤標的以外の遺伝子に影響しないこと、が挙げられます。

１９６７年にロシアの研究者らによってＡＳＯの概念が提唱されました。１９７０年代には、第1世代のＡＳＯの開発が始まりましたが、その研究は順調には進みませんでした。１９９８年にただ一つの第1世代ＡＳＯ薬として、エイズ患者の網膜炎の治療薬（フォミビルセン）が承認されましたが、需要がなくなり２００６年に販売が中止となっています。

１９９0年代には第2世代ＡＳＯが開発され、第1世代よりも高い効果を示すことがわかりました。第2世代ＡＳＯ薬として、２０１3年に家族性高コレステロール血症の治療薬（ミポモルセン）が承認されました。現在はさらに高い機能を持つ第２・5世代のＡＳＯの開発が進められています。スピンラザは第2世代ＡＳＯに分類されます。

脊髄性筋萎縮症の治療では、患者さんに残されているＳＭＮ２遺伝子から、エクソン7をスキップすることなくＳＭＮたんぱく質をつくることが目標です。ＳＭＮ２遺伝子からの通常のＲＮＡやたんぱく質の合成では、エクソン7をスキップするスプライシングの仕組みが働きます。ここでは、ＡＳＯを使ってスプライシングの仕組みを働かないようにすることで、エクソン7のスキップが起こらないようにするのです。

この本では、エクソン7を含む完全なＳＭＮたんぱく質を「長いＳＭＮたんぱく質」、エクソン7をスキップした不完全なＳＭＮたんぱく質を「短いＳＭＮたんぱく質」として説明していきます。短いＳＭＮたんぱく質は不完全なたんぱく質で、正常の機能を持たずにすぐ分解されてしまいます。

佐橋先生は、最初は脊髄性筋萎縮症の治療としてではなく、スプライシングの仕組みを調べる研究としてＡＳＯの実験をしていました。ＳＭＮ２遺伝子の一部（イントロン＋エクソン）を持つミニ遺伝子を作成し、これに細胞核から取り出した抽出物とＡＳＯを加えました。

そして、試験管の人工的な条件で、長いＳＭＮたんぱく質ができるかどうかを確認しました。何もしなければ、ＳＭＮ２遺伝子のエクソン７はスキップされてしまい、短いＳＭＮたんぱく質しかつくれません。ＡＳＯを加えることによって、長いＳＭＮたんぱく質をつくることができるＡＳＯの配列を探すのです。この実験では、約50種類のＡＳＯの配列が試されました。

次に、培養細胞ではどうなるのか実験してみました。まず、人工的な条件で探し出したＡＳＯの配列を使って、市販の培養細胞でどうなるかを調べました。ＳＭＮ２遺伝子のエクソン７をスキップすることなく、長いＳＭＮたんぱく質ができれば成功です。この実験では、約１５０種類のＡＳＯの配列が試されました。

そして、どのＡＳＯの配列が治療に使えそうかをある程度絞り込むことができました。しかし、一般的に販売されている培養細胞は、ＳＭＮ１とＳＭＮ２とどちらの遺伝子も持っています。そのため、この実験では長いＳＭＮたんぱく質がＳＭＮ１遺伝子からつくられたのか、ＳＭＮ２遺伝子からつくられたのかを確認することはできませんでした。

ＡＳＯの効果を正確に確認できるようになったのは、脊髄性筋萎縮症の患者さんの線維芽細胞を使うようになってからです。ヒトの線維芽細胞は、コラーゲンやヒアルロン酸といった皮膚の成分をつくり出します。5㎜ほどのパンチで皮膚から検体を取り、皮膚のなかにいる線維芽細胞を取り出します。線維芽細胞はとても早く増殖するので、実験などに使うのに便利です。

こういった細胞が、さまざまな疾患の患者さんから研究用に採取されて培養されており、それが研究試薬の会社から研究者向けに販売されています。そういった細胞のうち、脊髄性筋萎縮症の患者さんから採取された線維芽細胞を使って次の実験を行いました。

脊髄性筋萎縮症の患者さんから採取された線維芽細胞では、SMN1遺伝子を一本も持たなくて、SMN2遺伝子が何本かあります。佐橋先生が使ったのは重症型の脊髄性筋萎縮症1型の患者さんから採取された線維芽細胞で、SMN2遺伝子を2コピー持っていました。この実験で、SMN2遺伝子から長いSMNたんぱく質をつくることができるASOの配列がわかりました。

次は、発見したASOの配列が脊髄性筋萎縮症のモデルマウスで有効なのかを調べる研究を行うことになりました。このマウスの研究が苦労の連続だったのです。

4 マウスとの格闘

細胞実験で発見した配列のＡＳＯをマウスに投与するのですが、当時はＡＳＯの投与方法に関してまったく情報がありませんでした。とりあえず大人のマウスのしっぽの血管からＡＳＯを注射しました。この実験では、血管から注射をすると肝臓や腎臓などにはＡＳＯがいくことがわかりました。しかし、脊髄性筋萎縮症の治療で一番大切な臓器である脊髄にはＡＳＯが行っていないことがわかりました。

そこで、ＡＳＯを脊髄に行かせるなら、髄腔内投与が良いのではないかという話になりました。髄腔というのは、脳や脊髄を覆っている薄い膜の間にある空間を示します。髄腔は髄液という液体で満たされており、この液体のなかに薬剤を注入したり、検査のためにこの液体のサンプルを採取したりします。

第5章でお話ししますが、ヒトくらいの大きさがあっても髄腔内に薬を投与するのは大変です。ましてや、マウスは人間に比べてはるかに小さいので、マウスの髄腔内に薬を投与するのは至難の業です。そこで、ＩＳＩＳ社からアドバイスをもらって、脳室内にＡＳＯを投与してみることになりました。脳室と髄腔はつながっているので、脳室から投与できればＡＳＯの効果を確かめることができます。

しかし、脳室内投与の実験は難しく、最初は全然うまくいきませんでした。ＡＳＯ

の効果を確かめるどころか、脳室内投与自体ができなかったのです。

最初は脳室投与用ポンプを使ったのですが、ポンプが詰まったり、ぽろっと外れてしまったりしてうまくいきませんでした。外科医や動物実験の熟練者はマウスにポンプを埋め込む手術が上手です。佐橋先生はもともと内科医なので彼らにはかないません。最初のうちは全然うまくいかなかったのですが、佐橋先生はひたすら脳室内投与の実験に取り組みました。

2〜3ヵ月の間、ひたすら研究に打ち込んだところ、徐々にポンプをうまく埋め込めるようになりました。技術が安定してからは、実験がうまくいって結果が得られるようになりました。そして、ASOを脳室から投与すると、脊髄でエクソン7をスキップせずにRNAがつくられ、その結果、正常な長いSMNたんぱく質が産生されることがわかりました。

佐橋先生は、生まれてから6週間から8週間くらいの軽症の脊髄性筋萎縮症のモデルマウスを使いました。重症の脊髄性筋萎縮症のモデルマウスは、SMN2遺伝子が2コピーしかなく重度の運動障害を発症します。体格が小さいためポンプを埋め込むことも難しく生後1週間ほどで死んでしまうため、この実験には使えません。

軽症の脊髄性筋萎縮症のモデルマウスは、SMN2遺伝子が4コピーあるため、症状が軽く運動障害を発症しません。そのため、軽症の脊髄性筋萎縮症のモデルマウスでは、ASOの治療効果を評価するのに運動障害を指標とすることはできませんでした。

運動障害のでない軽症のマウスで、ただ一つ見られる症状がしっぽの壊死でした。しっぽが少しずつ壊死してしまい、脳室ポンプを埋め込む生後8週くらいの時期には、しっぽはなくなってしまうのです。

しかし、しっぽがなくても生存に影響することはなく、交尾をして子孫を残すこともできます。実際には、マウスではしっぽが長いというのがイケメンの条件なので、しっぽが短いマウスはあまりモテませんが……。

ASOを脳室から投与すると、脳と脊髄でエクソン7のスキップを防ぎ、長いSMNたんぱく質をつくることができることがわかりました。しかし、ASOを投与する時点で、ただ一つの症状であるしっぽがすでに壊死してなくなっているのです。これでは、ASOの治療が効いているのかどうかまったくわかりません。

そこで、ASOをなるべく早く投与したほうが良いのではないかということで、胎児に注射をすることになりました。同じ研究所の神経科学の研究室に、たまたま日本人研究者が在籍していたので、佐橋先生は胎児に注射する方法を学びに行きました。

母体マウスを吸入麻酔で眠らせておなかを開けます。胎児に1匹ずつ、さっ、さっと脳室内に注射をしていきます。胎児に脳室内投与したら、母体マウスのおなかを閉じて手術を終了します。マウスは8～12匹くらい1度に妊娠するので全部のマウスに注射をしなくてはいけません。しかし、神経科学の研究室の日本人研究者は、わずか

10分でこの作業を終わっていました。

文章で書くと簡単そうに思えるのですが、実際に脳室内投与をするのはとても大変です。まず、脳室内投与をするための特別な針をつくらなくてはいけません。血液や試薬などの液体を吸い取るために使うガラスの細い管を使うのですが、その先端をガスバーナーで加熱して軟らかくなったところを引き伸ばして針状の形に加工します。

次に、ガラスの細い管の先端をどれくらいの太さにすればよいかを検証しなくてはいけません。なぜなら、ＡＳＯは濃度が高くて粘り気が強いので、先端が細すぎると穴が詰まって注入できなくなってしまうのです。私も、シカゴ大学で研究していたときに脳室内投与をしていましたが、同じような方法でガラス注射針をつくっていました。

脳室内投与自体も大変です。そもそも胎児自体が1gくらいと非常に小さく、そこに結構な量のＡＳＯを投与するのです。角度や深さが違うと、全然違うところに注入されてしまいます。大きくなってから脳を調べると、脳室ではない全然違うところに薬剤が注射されていたということはしばしば経験します。

脳室内投与している最中に力を入れすぎると、ガラス針が折れてしまうこともあります。しかし、ＡＳＯは粘り気が強いので力を入れないと注入できません。しかし、注入中にＡＳＯが詰まることも日常茶飯事です。また、ＡＳＯを全部入れきるために少量の空気で押すのですが、少しでも脳室内に空気が入ると胎児がすぐに死んでしまいます。

　また、手術自体も正確に素早くやることが大事で、おなかを閉じるのに時間がかかりすぎると、母体マウスにも胎児にも負担なので赤ちゃんが生まれてきません。佐橋先生は、昼過ぎから日をまたぐくらいまで、ほぼ毎日、そういう試行錯誤を繰り返しました。手づくりで針をつくって、さまざまな組み合わせを試し、コツコツと一つひとつの問題を解決していきました。

　佐橋先生は、中国人研究者のユイミンと一緒に実験をしていました。脳室内投与では、佐橋先生がガラス針を刺す役で、ユイミンが横からＡＳＯを注射器で入れる係でした。佐橋先生が左手でマウスの胎児を固定して、右手でガラス針をセットしました。そこで、注射針とつながっている注射器をユイミンが押すという形で脳室内投与ができるようになりました。

　通常、こういった問題を解決するには半年とか1年とか長い時間が必要です。しかし、佐橋先生はわずか1～2ヵ月という短い時間で問題を解決することができました。こういう細かいところを上手にやるには、日本人の器用さや几帳面さが役に立つのです。

　私もシカゴ大学時代に日本人の器用さや几帳面さを実感したことがありました。私の研究室でも、生後1日の赤ちゃんマウスの血管に注射をしたり、脳室内に薬を投与したりする実験をしていたのですが、イタリア人と中国人の研究者は上手くできなかったので、私がやっていました。

また、マウスの管理を前任者から引き継いだときも、いるはずのマウスがいなかったり、登録がないのになぜかマウスがいたりといったトラブルが何度もありました。そこで、ケージを一つひとつすべて手作業で調べて、リストを信頼できるものにしました。

佐橋先生は、

「ほかの民族ではなかなか難しいと思います。誰もやりたがっていませんでした」

と話します。我々日本人が普通に持っている器用さや几帳面さというのはほかの民族にはない特殊なもののようです。日本にいると気づかないことですが、海外に出るとそういった日本人の特性が大きな武器になることがよくわかります。

胎児の脳室内にＡＳＯを投与するのは上手くできるようになりました。しかし、ＡＳＯの濃度はどれくらいがよいか、投与量はどれくらい必要かといったことも一つひとつ調べて行かなくてはいけませんでした。本当に細かい数字を設定して、少しずつ量を増やして条件を決めていき、最終的に臨床的に堪えうる量が見つかりました。これなら論文で発表できそうです！

しかし、このように得られた実験結果が論文として採択されるまでには、まだまだ紆余曲折が必要でした。そもそも、脊髄性筋萎縮症の患者さんでは末梢壊死が出現することは非常に稀です。患者さんの末梢壊死に関する報告は少ししかありません。一方、モデルマウスでは全例でしっぽの壊死が出現しました。少しだけしっぽが壊死するマウスからまったくしっぽがなくなってしまうマウスまで壊死の程度もさまざまでした。

また、ＡＳＯがしっぽの壊死を防いだとしても、それがヒトにも応用できるかはわかりません。そもそも、ヒトにはしっぽがないですし。この報告は大きなインパクトがあったのですが、一方でこのような物議も生じてしまい、医学雑誌に投稿してもなかなか採択されませんでした。

採択されなかった理由はほかにもありました。ＡＳＯによる脊髄性筋萎縮症の治療は、それ以前にも研究されていて報告がありました。それらの報告では、ＡＳＯは脳室内投与しても脳や脊髄のエクソン７のスキップを防ぐことができず、長いＳＭＮたんぱく質をつくることができないという結果でした。

今の知識から考えると、それらの報告では古い世代のＡＳＯが使われており、それが原因で長いＳＭＮたんぱく質をつくることができなかったようです。ＡＳＯは世代によって化学修飾が異なり、その違いによって生体内での結果が変わることがわかっています。

しかし、当時は化学修飾の違いで結果が異なるということはほとんどわかっていませんでした。そのため、佐橋先生たちの研究結果自体が疑われてしまった状況でした。さらに、先行研究があったのでそれほど重要性もないと判断されてしまったのです。

医学的な評価の高いＮＡＴＵＲＥの姉妹誌であるNATURE MedicineやNATURE Methodsなどの医学雑誌にせっせと投稿しましたが、全部不採択でした。審査員には、「すでに先行研究があるのでこんな研究は意味がない。そもそも前の研究結果と違う結果が出ていて、ほんとうにその実験は正しくやられているのか?」と言われて不採択にされたこともありました。

さすがに佐橋先生も「なんでここまで叩かれなきゃいけないんだ」と思うこともありました。しかし、佐橋先生には自分たちのＡＳＯは間違いなく効いているという確信がありました。

そうした苦労が実ってついに論文になったのが、「Antisense correction of SMN2 splicing in the CNS rescues necrosis in a type III SMA mouse model. Genes Development. 2010;24:1634-1644」（ＡＳＯがＳＭＮ２遺伝子のエクソン７のスキップを防ぐことにより、脊髄性筋萎縮症３型のモデルマウスにおける末梢壊死をふせぐことができる）という論文でした。

私は、佐橋先生のご報告を最初に聞いたとき、始めからすごい医学雑誌に掲載されたのかと思っていたのですが、そんな簡単な話ではなかったのです。

5 重症型モデルマウスでの成功

軽症型のモデルマウスでうまくいったので、最初は避けていた重症型のモデルマウスにもう一度注目しました。重症型のモデルマウスでは、脊髄性筋萎縮症の患者さんと同じく、運動障害や寿命が短くなるという症状があります。そこで、軽症型のモデルマウスのときと同じように胎児に脳室内投与してみました。しかし、重症型のモデルマウスに対して胎児期に脳室内投与するということ自体が負担だったようで、寿命はほとんど伸びませんでした。

そこで方針を変えて、胎児では脳室内投与の負担が大きいので、より負担の少ない生後１日の新生児マウスにＡＳＯを脳室内投与することにしました。すると少しだけ重症型のモデルマウスの寿命が伸びました。もともと１週間から10日で亡くなっていたのですが、寿命が２週間を超えるくらいまで延びました。統計的に解析すると、これは偶然ではなく、ＡＳＯの効果で寿命が延びているということがわかりました。

しかし、１週間の寿命が２週間に延びたからと言って、それは効果として十分なのかと疑問に思う人もいると思います。しかし、ＡＳＯが脊髄性筋萎縮症の改善に効果があることをはっきりと示すことができた瞬間には違いありませんでした。それまでは、ほんの少しの改善も見られなかったので、ＩＳＩＳ社のスタッフも大喜びでした。

同じくらいの時期に、オハイオ大学から別の方法の遺伝子治療に関する論文が出ました。これは第6章でも説明するゾルゲンスマのもととなった治療法です。その論文では、ウィルスベクターを生後1日の重症型モデルマウスに投与すると、寿命が1年を超えるくらいまで延びることが報告されていました。正常のマウスでも寿命は2年くらいですから、オハイオ大学の治療法は重症型のモデルマウスをかなり延命することができたのです。佐橋先生たちが2週間を超える程度の改善だったのに比べると、オハイオ大学の治療法は画期的でした。

オハイオ大学の治療では寿命が大幅に延びたのですから、佐橋先生たちも同じくらいの改善を目指して何かやらなくてはいけません。そのときASOが山ほど余っていたので、脳室内投与ではなくほかの経路から投与してみようという意見が出ました。普通、マウスに薬剤を投与するときは、おなかのなかの腸管のすきまに注射をする腹腔内投与というのを行うのが普通です。しかし、新生児マウスでは高い確率で腸管に穴が開いてしまうので実験がうまくいきません。

それ以外の投与方法として、皮膚に注射する方法と血管に注射する方法が検討されました。しかし、生後1日のマウスは体重1gと非常に小さく、その小さなマウスの細い血管を狙って注射をするのは至難の業です。そのため、皮膚に注射をすることになりました。

しかし、皮膚の注射もなかなかうまくいきませんでした。ASOは粘り気が強いので、マウスの皮膚にＡＳＯを打ってもすぐに逆流して外に出てきてしまいました。さすがに佐橋先生も、そのときは「これは全然だめだな」と思いました。

ところが、マウスの皮膚にＡＳＯを注射して数週間後に不思議なことが起こりました。生後３週間から４週間のマウスがいるケージに、変なマウスがいることに気づいたのです。普通の体格のマウスに混じって、しっぽが短くて体格が一回り小さいマウスがいました。

この繁殖群からは、正常型のマウスと重症型のマウスのどちらかが生まれます。普通の体格のマウスは正常型のマウスです。重症型のマウスは、１週間から10日で死んでしまいます。非常に短期間で死んでしまうので、しっぽが壊死することはありません。したがって、生後３週間から４週間のマウスのなかにしっぽが短くなっているマウスはいないはずです。

しっぽの短い小さなマウスを調べると、全部ＡＳＯを打った重症型のマウスでした。ＡＳＯの注射はうまくいかなかったと思っていましたが、念のためマウスを処分せずにそのままにしていました。そのマウスが生きているということは、どうもＡＳＯが効いているようです。

そこで、皮膚の注射方法を工夫してみることにしました。普通の注射針では太すぎてＡＳＯが漏れるかもしれないので、新たに設計した細い針を特注しました。すると、ＡＳＯを皮膚に打っても体の外に漏れ出ることはなくなりました。

注射針の改良で、重症型マウスの生存率がさらに改善したのですが、それでも一部のマウスは死んでしまっていることがわかりました。生存率をさらに上げるために、ＡＳＯの投与量を検討することになりました。最初はＩＳＩＳ社に推奨されていた投与量のうち、一番多い量のＡＳＯを皮膚に注射していました。それ以上の量のＡＳＯを皮膚に注射すると、副作用が出ると言われていたのです。

しかし、佐橋先生の経験では、ＡＳＯの副作用と言っても注射した部分が赤くなるくらいの軽い副作用しか起こりませんでした。ＡＳＯの過剰投与で、後遺症が残ったり、死んでしまったりといった重大な副作用が起きたマウスはいませんでした。

そこで、最初に推奨されていた4倍の量をマウスに投与しました。すると、今まで1週間で死んでいたマウスが、まったく死ななくなりました。さらに、1回だけ注射するよりも2回注射したほうが、寿命が延びることもわかりました。

この結果がついに一流の科学雑誌である『Nature』に、「Peripheral SMN restoration is essential for long-term rescue of a severe spinal muscular atrophy mouse model. Nature. 2011;478:123-126」（末梢のＳＭＮたんぱく質を修復することは、重症型のモデルマウスの寿命を長くすることに重要である）として結実することになりました。

重症型マウスが生き残ると、運動機能は正常ですし、子どももつくることができます。ところが、今度は末梢壊死が出てきました。重症型のモデルマウスでは、しっぽの壊死が出てくる前に死んでしまいます。ＡＳＯを皮膚に注射することで寿命は改善したのですが、寿命が延びたせいで今度はしっぽの壊死が出てきたのです。

壊死は、しっぽ以外にも指とか耳とか鼻とかいろいろなところに出てきました。寿命は改善できたのに、なぜしっぽなどの壊死が防げないのかという理由はいまだよくわかっていません。

次に解決しなくてはいけない問題は、ＡＳＯが脳や脊髄の神経に行って、ＳＭＮ２遺伝子から長いＳＭＮたんぱく質をつくることができるのかを証明することです。ヒトでもマウスでも、脳や脊髄は「血液脳関門」という強いバリアで守られています。そのため、ＡＳＯを血管に注射しても脳や脊髄には届きません。

しかし、新生児のうちは血液脳関門が完成していないので、ＡＳＯは脳や脊髄に到達することができます。脊髄性筋萎縮症の患者さんはほとんどが新生児以降に診断されるので、すでに血液脳関門が完成しています。そのため、それらの患者さんにＡＳＯを血管から投与しても効果がありません。

そこで、生後１日の重症型マウスにＡＳＯを脳室内投与して、脳や脊髄の組織を分析しました。その結果、ＳＭＮ２遺伝子から長いＳＭＮたんぱく質がつくられていることがわかりました。

患者さんで投与するときは脳を突き刺すわけにはいきませんので、脳室とつながっている髄腔から投与します。つまり、このＡＳＯを患者さんの髄腔に注射すると、脊髄で正常な長いＳＭＮたんぱく質がつくられて、病気が治ることが期待できるのです！　まさにこのときが、スピンラザ発見の瞬間でした。

この結果は、「TSUNAMI: an antisense method to phenocopy splicing-associated diseases in animals. Genes and Development 2012;26:1874-1884.（ツナミ：ＡＳＯを用いたスプライシング病のモデル動物作製法）」として一流の医学雑誌に掲載されました。「ＴＳＵＮＡＭＩ」というのは、Targeting Splicing Using Negative ASOs to Model Illness の略で、もちろん津波とかけています。佐橋先生がこの病気、この治療法に対して期待する強い気持ちが込められた命名だと思います。

佐橋先生とユイミンの努力があり、そのうえにさまざまな偶然が起こったおかげで、スピンラザが発見されました。ついに脊髄性筋萎縮症の患者さんを治療できる道が開けたのです。

6　スピンラザ発見の決め手

スピンラザが発見された経緯を説明しましたが、この発見の決め手になったのは何だったのでしょうか？

佐橋先生の指導教官であるクレイナー教授は、ウルグアイ出身のユダヤ人でスペイン語が母国語です。大学に入学する前にアメリカに来て、そこで英語を学びました。

したがって、クレイナー教授にとって英語は外国語です。そのため、英語が流ちょうに喋れない人に対してすごく理解がありました。

クレイナー教授の研究室に在籍している研究者は15人くらいでした。半分は佐橋先生のような博士研究員、もう半分は大学院生、残りの一人は研究補助員でした。アメリカ人は一人もおらず、ヨーロッパ出身か、中国人、日本人、インド人でした。

では、15人の研究者のうち、脊髄性筋萎縮症の研究をしていたのは何人なのでしょうか？　私は15人全員が脊髄性筋萎縮症の研究をしていたのだと思っていました。しかし実際には、佐橋先生と細胞やマウスの実験を一緒にやったユイミンの二人だけでした。たった二人でやっていた研究が、世界中の患者さんに使われる治療薬へとつながっていったのです。

佐橋先生はこの時期、マウスの実験に行くのが大変だったとインタビューで答えています。そもそも、実験で使っているマウスが３００匹以上いて管理自体が大変です。さらに、マウスの飼育施設が研究室から車で15分のところにありました。国土の広いアメリカですから、当然、研究所の敷地も大きく、マウスの飼育施設が遠いというのも仕方がありません。

コールドスプリングハーバー研究所は、ニューヨークのロングアイランド島にあり、冬は結構雪が降ります。それでも実験をやるためには１日に何度もマウスの飼育施設まで行かなくてはいけません。佐橋先生とユイミンは、平日も休日もなく、朝から晩まで飼育施設にこもって実験をしました。そして、根性でスピンラザを発見したのです。

佐橋先生は、インタビュー中に何度も、「本当に途中までは負け戦でした」と言いました。マウスの手術がうまくいかなかったり、注射をしても漏れ出てしまったり、論文がなかなか採択されなかったりと、佐橋先生が負け戦だと思ったことは何度もありました。

それこそ、最後にうまくいった実験でも、注射に失敗したと思っていたマウスを処分せずにそのままにしていたら、たまたまうまくいっていたのです。佐橋先生にとっては、負け戦の連続だったのに最後の最後に勝ちを拾ったという感じでした。

日本でもいくつかの研究室で、佐橋先生と同じようなアイディアを使った研究がされていました。試しに科研費データベース（https://kaken.nii.ac.jp/ja/index/）で、「脊髄性筋萎縮症」「スプライシング」をキーワードとして検索すると、脊髄性筋萎縮症の治療法の研究が10件ほどヒットします。おそらく、日本に限らず、アメリカを含む世界中の研究室で、似たような研究がされていたでしょう。それなのに、なぜ佐橋先生はスピンラザを発見することができたのでしょうか。

勝ち戦を続けることはつらいことではありません。一方、負け戦の連続なのに研究を続けることは、並大抵の精神力ではできません。佐橋先生はユイミンと一緒に、最適なＡＳＯの配列を探すために１５０種類以上の候補を調べました。佐橋先生は、

「ほんと、家庭なんか顧みず、朝から晩まで実験しました。ユイミンもガッツがあって、頭も切れました。僕一人じゃなくて、ユイミンも半端なく実験していました」

と話されました。私はインタビューを通して、佐橋先生とユイミンの根性がなかったらスピンラザは世に出ていなかったと確信しています。

それ以外の要因について佐橋先生にお聞きしたところ、

「正直言ってＩＳＩＳ社のバックアップが半端なかったですね。僕らの実験は二人だけでやっていたのですが、ＩＳＩＳ社のバックアップがなかったらスピンラザの開発は絶対無理でした。ＩＳＩＳ社の核酸を供給する立場と、僕らの研究室で実験をする立場がうまく組めたというのが非常に大きかったです。ＩＳＩＳ社のようなバイオテクノロジー企業なしでは新薬の開発は絶対に無理ですね」

と話されました。

佐橋先生が渡米する前に、クレイナー教授の研究室にはある博士研究員がいました。彼は、ＤＮＡからＲＮＡがつくられる仕組みの調節メカニズムを調べる基本的な実験をやっていました。そして、ＳＭＮ２遺伝子からＲＮＡがつくられる仕組みのメカニズムについて、ある学会で発表しました。

その実験で使われた遺伝子は、別にＳＭＮ２遺伝子でなくても何の遺伝子でもよかったのです。本当にたまたまＳＭＮ２遺伝子が使われただけなのですが、その発表を見たＩＳＩＳ社からＡＳＯでこんなことをやってみないかという提案がありました。

それまでクレイナー教授の研究室では、ＡＳＯではなく〝核酸もどき〟とも言えるほかの化合物を使っていました。そこに、ＩＳＩＳ社からこういうのもあるよとＡＳＯを使う提案があったのです。マウスに投与する部分は佐橋先生とユイミンが頑張って、ＩＳＩＳ社の方も３人の担当がＡＳＯの側で頑張りました。佐橋先生たちがいるコールドスプリングハーバー研究所はニューヨークにあり、ＩＳＩＳ社はカリフォルニアにあったので、電話会議でよく相談しました。

佐橋先生たちがやっていた培養細胞の実験は、その後、ＩＳＩＳ社が引き継ぎました。最終的に４００種類以上のＡＳＯの配列が試されましたが、佐橋先生が発見したスピンラザ以上に効果のある配列は見つかりませんでした。しかし、それほど多くの配列を試すことができたのは、ＩＳＩＳ社と組むことで得られたメリットの一つだと思います。

また、佐橋先生たちの研究で使われたＡＳＯは、現在の治療で使われるスピンラザの化学修飾や配列とまったく同じです。このすべて同じというのがとても重要で、患者さんに使うときに改めてヒトに合う化学修飾や配列を探すのはとても大変なのです。そのため、佐橋先生とＩＳＩＳ社は、最初からヒトで使えるレベルのＡＳＯを研究でも使おうと考えました。このような質の高いＡＳＯが手に入るというのもＩＳＩＳ社と組んだ大きなメリットでした。

佐橋先生がスピンラザの開発に従事していた２０１０年前後は、研究用のＡＳＯは売られていましたが、とてもヒトに使うことができるものではありませんでした。研究用のＡＳＯは、精製レベルが低くて、化学修飾もひと昔前のものでした。さらに注文してもなかなか届かず、しかも値段が高いという問題がありました。そのため、脊髄性筋萎縮症に対するＡＳＯの研究は、佐橋先生たち以外の研究者は誰も手を出そうとしなかったのです。佐橋先生の報告が論文になってから、いろいろな研究室がＡＳＯの研究を始めました。

ほかの研究室でＡＳＯの研究が遅れた理由は、バイオテクノロジー企業と組めなかったことが一つの原因です。佐橋先生の研究室はいち早くバイオテクノロジー企業（この場合はＩＳＩＳ社）と組んだので、ほかの研究室に対して大きく先行できました。そこで先行できたからこそ、世界で最初に脊髄性筋萎縮症の治療薬を開発できたのです。

このような時代になると、大学の研究室だけでは新しい薬の開発は難しく、バイオテクノロジー企業の力が不可欠です。企業と組むメリットとして、一つは研究のスピードを上げることができること、二つ目は大学の研究室にはない知識や技術があること、三つ目は大きな研究費を取ることができることが挙げられます。

現在、日本でも新技術の研究開発や、新事業の創出を図ることを目的として、大学などの教育機関・研究機関と民間企業が連携する「産学連携」が進められています。このような取り組みが進展し、新しい治療法の開発につながってほしいと思います。

コラム 5

SMN2遺伝子と化石人類

さて、SMN1遺伝子を一本も持たない脊髄性筋萎縮症の患者さんで、SMN2遺伝子が重要な働きをしてスピンラザが治療効果を生み出すという話をしてきました。では、SMN2遺伝子は哺乳類に広く存在する遺伝子なのでしょうか？　それとも、人間だけに存在する遺伝子なのでしょうか？

実は、SMN2遺伝子は遺伝人類進化学の分野では有名な遺伝子であり、SMN2遺伝子は人間に特徴的な遺伝子であることがほかの生物での研究でわかっています（Rochette, 2001）。

ヒトでは、コーカソイド（いわゆる白人）・ネグロイド（黒人）・モンゴロイド（黄色人種）など人種を問わず、SMN1とSMN2のどちらの遺伝子も持っています。しかし、より原始的な生物であるマウスでは、SMN1遺伝子を1本持つのみです。よりヒトに近いゴリラやチンパンジーでは、SMN1遺伝子を2本持っていますが、SMN2遺伝子は持っていません。

生物の種が分かれた年代を推定することができる分子進化時計という手法があります。その手法を使うと、ヒトとチンパンジーは487万年±23万年前に分かれたことがわかります。ＳＭＮ２遺伝子はヒトにはあるけどチンパンジーにはないため、ＳＭＮ２遺伝子ができたのは４８７万年±23万年前よりも後ということになります。

ネアンデルタール人は40万年前から2万年前まで生きていたヒト属の一種です。ネアンデルタール人のように現在ではすでに絶滅していて、化石のみで確認することができる過去の人類を化石人類と言います。最近ではネアンデルタール人の遺伝的影響が現生人類に残っているということがわかってきました。

このような研究ができるようになったのは、今まで氷漬けになっていたネアンデルタール人の遺体が地球温暖化で地表に出てくるようになったからです。氷河や永久凍土が溶けて、そういった遺体からＤＮＡが取れるようになって研究が進むようになりました。

化石は骨や歯などの硬い組織しか残っていないのでＤＮＡを取ることができません。一方、凍った地層中に埋蔵されていた動物遺体には皮膚や筋肉、脂肪などの軟らかい組織が残っているのでＤＮＡを取ることができます。

最近ではデニソワ人という１００万年前から４万年前まで生きていた化石人類の遺伝子も解析できるようになっています。デニソワ人とネアンデルタール人を調べた結果、デニソワ人ではチンパンジーと同じくＳＭＮ２遺伝子はありませんでしたが、ネアンデルタール人では現生人類と同じようにＳＭＮ２遺伝子があることがわかりました（Reich, 2010）。

デニソワ人とネアンデルタール人の間で何が起こったのか、化石は何も話してくれません。しかし、いろいろな可能性を秘めた進化のミステリーだと思います。

第5章

スピンラザの投与へ

1 スピンラザの承認

この節では、スピンラザがどのように承認されたかについて説明します。薬が発見されてもそれが承認されるまではとても長い道のりがあるのです。もし興味がなければ読み飛ばしてもらって構いません。

薬が市場に出回って患者さんに使えるようになるにはたくさんの段階を一つずつクリアしていく必要があります。まずは薬の候補となる化合物を見つけて特許を取らなくてはいけません。ここまでのお話でスピンラザが発見されましたが、それはあくまで薬の候補になっただけで承認を受けなければ患者さんに使うことはできません。

特許をとった後に非臨床試験として、薬効薬理試験（どれくらい与えると効果があるか、どのような方法で使用するかを調べる）、薬物動態試験（体内でどのように吸収され、分布し、排泄されるかを調べる）、安全性薬理試験（大量投与されたときに望ましくない作用があるのかを調べる）、毒性試験（毒性があるかどうかを調べる。薬によっては、発がん性がないか、依存性がないかも調べる）を行います。

こうしたことを徹底的に調べて、ヒトに対する安全性を予測したうえで臨床試験に移ります。臨床試験には第1相試験（同意を得た少数の健康なボランティアを対象に安全性を確認する）、第2相試験（同意を得た少数の患者を対象に有効で安全な投薬量や投薬方法を確認する）、第3相試験（同意を得た多数の患者で、「二重盲検試験」などにより、既存薬などと比較して新薬の有効性および安全性を確認する）を行わなくてはいけません。

ＩＳＩＳ社は、２０１２年からバイオジェン社との開発協力を開始しました。ＩＳＩＳ社はバイオジェン社から２９００万ドルの前払い金を受け取っています。また、開発段階に応じて最大４５００万ドルの出来高払いの契約も結びました。また、スピンラザが承認された場合、スピンラザを全世界で開発・製品化する権利を含むオプション契約も結んでいます。

スピンラザの国際共同第3相臨床試験は、乳児期発症の脊髄性筋萎縮症を対象とするＥＮＤＥＡＲ試験と、遅発性の脊髄性筋萎縮症を対象とするＣＨＥＲＩＳＨ試験がありました。いずれの第3相臨床試験も２０１４年に開始されました。

第3相臨床試験の途中経過が順調だったため、２０１５年にバイオジェン社はオプション契約を行使し、ＩＳＩＳ社と2億２５００万ドルのライセンス契約を結びました。この契約とは別に、ロイヤリティ料としてスピンラザの販売額の10％を超える金額がＩＳＩＳ社に支払われています。

２０１６年8月にＥＮＤＥＡＲ試験（乳児期発症の脊髄性筋萎縮症）で、２０１６年11月にＣＨＥＲＩＳＨ試験（遅発性脊髄性筋萎縮症）でスピンラザの有効性と安全性が示されました。いずれもスピンラザの治療を受けた患者さんが、治療を受けなかった患者さんに比べて運動機能が改善されていることがわかりました。

臨床試験で良い結果が出ても、患者さんに使えるようになるにはまだまだ段階をクリアしなくてはいけません。まずは承認申請が必要で、製薬企業が所轄の担当部門に新薬の製造販売承認の申請を行います。アメリカでは食品医薬品局が、日本では独立行政法人 医薬品医療機器総合機構が担当します。

承認申請で提出された資料は、医薬品医療機器総合機構で審査されます。医学、薬学、生物統計学などの分野別の専門官によるチーム審査が行われ、さらに臨床家などのさまざまな立場からの意見を踏まえて、審査報告書が作成されます。

厚生労働省に意見を申し述べる機関である薬事・食品衛生審議会で、さらにその審査結果が議論されます。そこでも審査を通過できると、最終的に厚生労働大臣から製造販売承認が与えられます。

日本でのスピンラザの承認には、「オーファンドラッグ指定」という仕組みが適応されて、速やかに審査が進められました。一般の方には薬の承認なんて興味がないと思いますが、厚生労働省も良い仕事をしていると感じるので少し詳しく書きます。

通常、新しい薬が開発されて、審査を受け承認が得られるまでには1~2年の年月がかかります。薬の審査は、品質や有効性、安全性について問題がないかを慎重に確認します。そのため薬が開発されてからも、患者さんが使えるようになるまでには長い時間がかかるという問題がありました。特に患者数が少ない疾患では、より長期間の審査が必要でした。

この問題を解決するためにつくられたのが、オーファンドラッグ指定です。この制度は、医療上の必要性が高いにもかかわらず、患者数が少なく研究が進まない薬の開発を支援する目的でつくられました。オーファンドラッグの指定要件には以下のようなものがあります（一部、わかりやすく改変していますが内容は同じです）。

- 対象者数……対象者数が国内において5万人以下であること
- 医療上の必要性……代わりになる適切な医薬品がないこと、またはもともとある医薬品と比べて有効性が高い、もしくは安全性が高いこと
- 開発の可能性……対象疾患に対して、その医薬品を使用する根拠があり、開発計画が適切であること

オーファンドラッグ指定の適応となると、臨床試験の相談を優先して受けられたり、審査が優先されたりするなど、患者さんに早く薬を届けられるような支援が受けられます。

また、申請手数料の減額や再審査期間の延長、試験研究費への助成金交付、税金の

優遇措置など、薬を開発した会社に対する経済的な支援もあります。このような新薬を開発できる会社を支援し育てることにより、さらにその会社が新しい薬を開発できるようになるので、政府によるさまざまな形の支援が行われているのです。

脊髄性筋萎縮症のような患者数の少ない疾患に対する新薬を開発する会社は、一般的に規模が小さく財政基盤は極めて脆弱なことが多いです。規模の大きな製薬会社は、糖尿病や高血圧など患者数が多い疾患の薬を開発することに力を入れており、患者数の少ない疾患に対する薬の研究はあまりやっていません。薬を開発する会社も十分なお金がなくては、研究者を雇うことができませんし、必要な試薬を購入することもできません。細胞培養や動物実験にも費用が必要ですし、臨床試験を行うにも多額の費用が必要です。したがって、新薬を開発した実績のある会社には重点的に支援を行うというのは理にかなっているのです。

スピンラザは、２０１６年12月に日本でも承認申請が行われました。しかし、その2週間後にはすでに承認申請されていたアメリカでスピンラザの製造販売承認が下りました。アメリカでは承認申請からわずか3か月未満という非常に短期間で審査が終了しています。

２０１７年1月の参議院予算委員会で、公明党の山本かなえ議員が脊髄性筋萎縮症につき質疑しました。この質疑に対して、厚生労働省の塩崎恭久大臣（自民党）が、

「脊髄性筋萎縮症の治療薬については優先的に審査しています。重要な医薬品としてよく認識しています。改めてできるだけ早期に承認できるように、現場でも問題意識をもって対処します」

と発言されました。また安倍晋三内閣総理大臣は、

「新薬の承認は患者さんにとって極めて重大と認識しています。患者さんの思いを受けて、厚労省も承認に臨んでもらいたい」

と発言されました。

２０１６年12月にアメリカでスピンラザが承認されたのに引き続き、２０１７年５月にはヨーロッパでもスピンラザが承認され、バイオジェン社から製造・販売が開始されました。

そして日本でも、オーファンドラッグ指定のもと、申請から約7か月というスピード審査でスピンラザが初の脊髄性筋萎縮症の治療薬として承認されました。２０１７年7月には脊髄性筋萎縮症１型、２０１７年9月には脊髄性筋萎縮症２型に対して、スピンラザが承認されています。ついにかけるくんが、日本で遺伝子治療を受けることができるようになったのです！

2 山積みの問題を解決する

このように脊髄性筋萎縮症の治療薬がない時代が長く続きましたが、２０１７年７月のスピンラザ承認から一気に状況が変わりました。冒頭にお示ししたかけるくんのお母さんからメールを受け取ったのもこの時期です。

のちにかけるくんのお母さんと電話した際、受験で苦情の電話を入れたあとにかけるくんとお姉さんから「尊敬する岩山先生になんてことを言うんだ！」と怒られたことを聞きました。また、お母さんもかけるくんの受験結果が良くなくて精神的に苦しかったこと、八つ当たりで苦情を入れてしまい申し訳なく思うことを謝罪されました。

かけるくんはその後、人が変わったように勉強して、一般入試で大学に合格したことを聞いたときには大変うれしかったです。私は、

「かけるくんもお姉さんもしっかりしているので心配していませんでしたよ」

とお母さんに伝えました。それまでの事情はともかく、薬があるなら私がやるべきことは治療することです！

かけるくんのお母さんからメールを受け取り、すぐにスピンラザについて調べました。するとスピンラザが脊髄性筋萎縮症の治療に認可されたという情報が続々と出てきます。

薬が効くメカニズムを見たところ、おそらく効果がありそうだと思いました。かりに効果がなくても、大きな副作用は出なそうでした。「お、これはいける！」と思って、すぐに小児科教授の奥村先生にメールをしました。

その時点では、重症の1型だけが適応だったのですが、教授から、「近いうちに2型にも適応が広がると思うから早急に準備をするように」と指示がありました。スピンラザの製造・販売元のバイオジェン社の医薬情報担当者にも連絡を取り、情報提供を受けました。

そして、２０１７年9月、ついにかけるくんの2型にも適応が広がる日を迎えました。承認が通ったとプレスリリースがされたと同時に、かけるくんのお母さんにメールをして、治療ができるかもしれないことを伝えました。すぐに返信があり、

「かけるは、『受ける！　受けるしかないだろう。俺は』と言っています。やっぱり、自分で決めて遺伝子検査をしたので、治療を受けたいという気持ちが強いようです。今回は、脊髄（筆者注：正確には髄腔）に注射を打つんだよと話しても、真面目な顔でうなずき、状況をしっかりと受け止めていました。お姉ちゃんは、不安な気持ちと、期待が入り交じり、少し泣いていました。スピンラザの話を一度、岩山先生から聞きたいと言っているので一緒にお願いします」

とのことでした。

まずは、愛知医科大学をスピンラザが使用できる施設にしなくてはいけません。ス

ピンラザは1本932万円と非常に高額であり、専門施設でないと治療を行うことができません。また、紛失などの問題が起こってもいけないので、どのような流通経路を確保するのかということも重要です。そちらのほうは薬剤部に連絡して対応していただけることになりました。

また第1章でも書いたように、私は小児内分泌というホルモンの病気を診療する専門医です。脊髄性筋萎縮症は小児神経という分野の病気になるので私には専門外でした。そのため小児科の医局内でも誰が担当するのかを話し合ったのですが、そのまま私がかけるくんとお姉さんの担当を続けることになりました。

そうなると、まずは私自身が脊髄性筋萎縮症のことを知らなくてはいけません。翌月に、脊髄性筋萎縮症の学術講演会が東京で開催されることになっていたので、私も参加することにしました。

国立精神・神経医療研究センター病院・埜中征哉先生の開会のあいさつで講演会が始まりました。埜中先生は、

「今まで脊髄性筋萎縮症と診断しても、治療ができないという悔しい思いを30年間してきました。しかし、ついにスピンラザで治療ができるようになり感無量です」

とお話をされました。

私はその言葉を聞いたときに背筋が震えました。荘厳な音楽が静かに鳴っており、まるで映画のワンシーンのようでした。

私はそのとき、脊髄性筋萎縮症という病気に出会ってから2年も経っていませんでした。しかし、埜中先生は、患者さんたちとともに30年以上も苦労されてきた歴史がありました。そのようなとても長い道のりを苦難とともに歩いてきた埜中先生が、ついに治療法ができたと力を込めて語る姿は圧倒的な迫力がありました。

私は感動のあまり涙がこぼれてしまうのを止めることができませんでした。会場のほかの席からもすすり泣きが聞こえてきました。後にも先にも、学術講演会で泣いたという経験はこのとき以外にありません。

3　スピンラザ治療前のかけるくん

それでは、スピンラザ治療前のかけるくんは、どのような運動機能だったのかをもう一度まとめたいと思います。

治療を開始する前のかけるくんは、普段の生活はすべて介助が必要でした。右手を動かすこと、話すこと、食べることはできます。手足で動くのは右手だけで、それも10㎝四方しか動かせません。

鉛筆で字を書くことは何とか可能です。しかし、ＨＢの鉛筆だと薄くて見えなくなってしまうので、２Ｂの濃い鉛筆を使用しています。スマホの操作はわりと上手で、スマホでゲームをするのが趣味です。

移動はスティックで操作するタイプの電動車いすです。かけるくんの筋力に合わせてとても小さな力で操作することができます。自分で車いすに移動することはできないので、介助者に移動させてもらいます。車いすの操作自体はうまくて、車の運転で言えば、縦列駐車や車庫入れのような動きもピタリと決めることができます。

服は着替えさせてもらわないといけません。食事も、自分で食べ物を口に運ぶことができないので、一口サイズに切った食べ物を口まで運んでもらいます。飲み物もコップを口元まで運んでもらい、少し傾けてもらって飲みます。

トイレも自分で座ることができないので、車いすから運んでもらってトイレに座らせてもらいます。もちろん水を流すことも、おしりをふくこともできないので全部やってもらいます。

首も安定していなくてぐらぐらしているので、電動車いすに座っていて首が傾いてきても、自分で戻すことができません。普段はヘッドレストに頭をのせているのですが、そこから少しでも頭がずれてしまうと、介助者を呼んで真ん中の位置に戻してもらいます。スピンラザの治療前は、1時間に5~6回は首が傾いてしまって介助者に戻してもらう必要がありました。

また、入浴のときも首を支えることができないので、介助者は首を支えつつ、シャンプーで頭を泡立てながら、シャワーで流すというかなり複雑な動きをしなくてはいけません。運動機能が悪いというのは本人が動くことができないだけではなく、介助

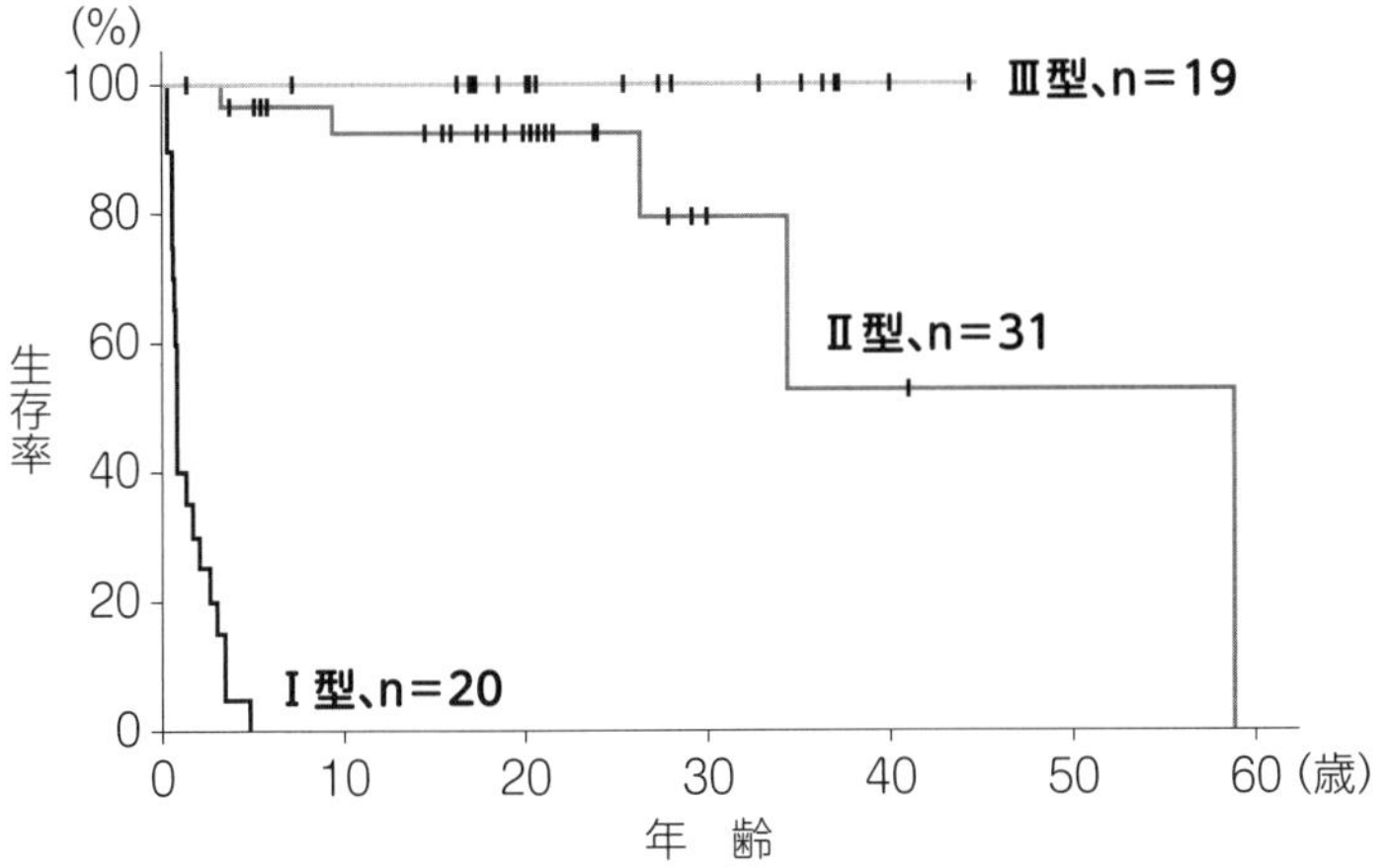

図11　脊髄性筋萎縮症患者さんの生存率（海外データ）※スピンラザ開発前の自然歴

者にもさまざまな困難があるのです。

また、普段の呼吸は大丈夫なのですが、咳をする筋力も弱いので風邪を引いたときに痰がうまく出せなくて肺炎になってしまうことがあります。そのため、かけるくんのお母さんは、第2章でも紹介したようにいつもかけるくんにマスクをさせたり、毎年必ずインフルエンザワクチンをしたり、可能な限りの予防に努めていました。

そのように頑張って予防していても、かけるくんはスピンラザを開始するまでに10回以上、肺炎で入院したことがあります。かけるくんが肺炎で入院する都度、かけるくんのお母さんは「今回は肺炎を乗り切れずに死んでしまうのではないか」と心配したそうです。

実際、スピンラザができる前は、脊

髄性筋萎縮症2型の患者さんは30代までに約半分の方が亡くなっていました（図11）。生存率のグラフを見るとわかるように、早い方では10代で亡くなる方もいました。亡くなった患者さんは、ほとんどの方が肺炎などの感染症か、慢性の呼吸不全で亡くなっています。

かけるくんは、脊髄性筋萎縮症2型のなかでも特に運動機能が悪いほうだったので、かけるくんのお母さんが「今回は肺炎を乗り切れずに死んでしまうのではないか」と心配していたことはもっともなことだったのです。

4 ついにスピンラザの投与へ

学術講演会も終わり、脊髄性筋萎縮症やスピンラザについての知識も得ることができました。かけるくんにスピンラザを投与する日も決定しました。しかし、それでもまだ治療へ向けて解決しなければいけない問題がありました。

スピンラザは「髄腔」に注射をして投与します。背骨のなかにある太い神経のことを脊髄と言いますが、脊髄の周りにある空間を髄腔と言います。そこは髄液という液体で満たされていて、その髄腔を狙ってスピンラザを注入するのです。具体的には、背中の腰に近い部分から、皮膚から5㎝～10㎝ほどの深さまで針を刺します。

小児科では、髄膜炎という病気を診断するために、髄腔に針を刺して髄液を採取する検査を良くやります。私はそれまで、小児科の患者さんで髄腔に針を刺すときに困った経験をしたことはありませんでした。

しかし、小児科でその検査をするのはせいぜい10歳くらいまでの患者さんです。かけるくんのような成人の患者さんで髄膜炎の検査をすることはめったにありません。しかし、10歳と19歳でたいして違いがあるわけでもなく、私は案外簡単にできるのではないかと楽観的に考えていました。

また脊髄性筋萎縮症では、側弯といって背骨がひどく曲がっている患者さんが多いのです。背骨を支える筋肉も弱いので、徐々に背骨が左右や前後に曲がっていってしまうのです。側弯があると、髄腔に針を刺すのは格段に難しくなります。

かけるくんのレントゲン写真を見ていただくと（図12）、背骨がすごく曲がっていることがわかります。しかし、かけるくんのレントゲン写真を見て、私はなんとかいけるのではないかと考えていました。確かに背骨は曲がっていますが、髄腔に針を刺すときに狙う腰椎はそんなに曲がっているわけではないからです。

しかし、ほかの施設では麻酔科や整形外科がスピンラザの投与を担当しているという話がちらほら聞こえてきました。麻酔科では麻酔をかけたり、整形外科では背骨の検査をしたりするときに髄腔に針を刺すので慣れています。

そこで、私がまずやってみて、だめなら麻酔科に依頼するという計画を立てました。麻酔科の先生にもそのような流れで了承を得ることができました。そして２０１７年

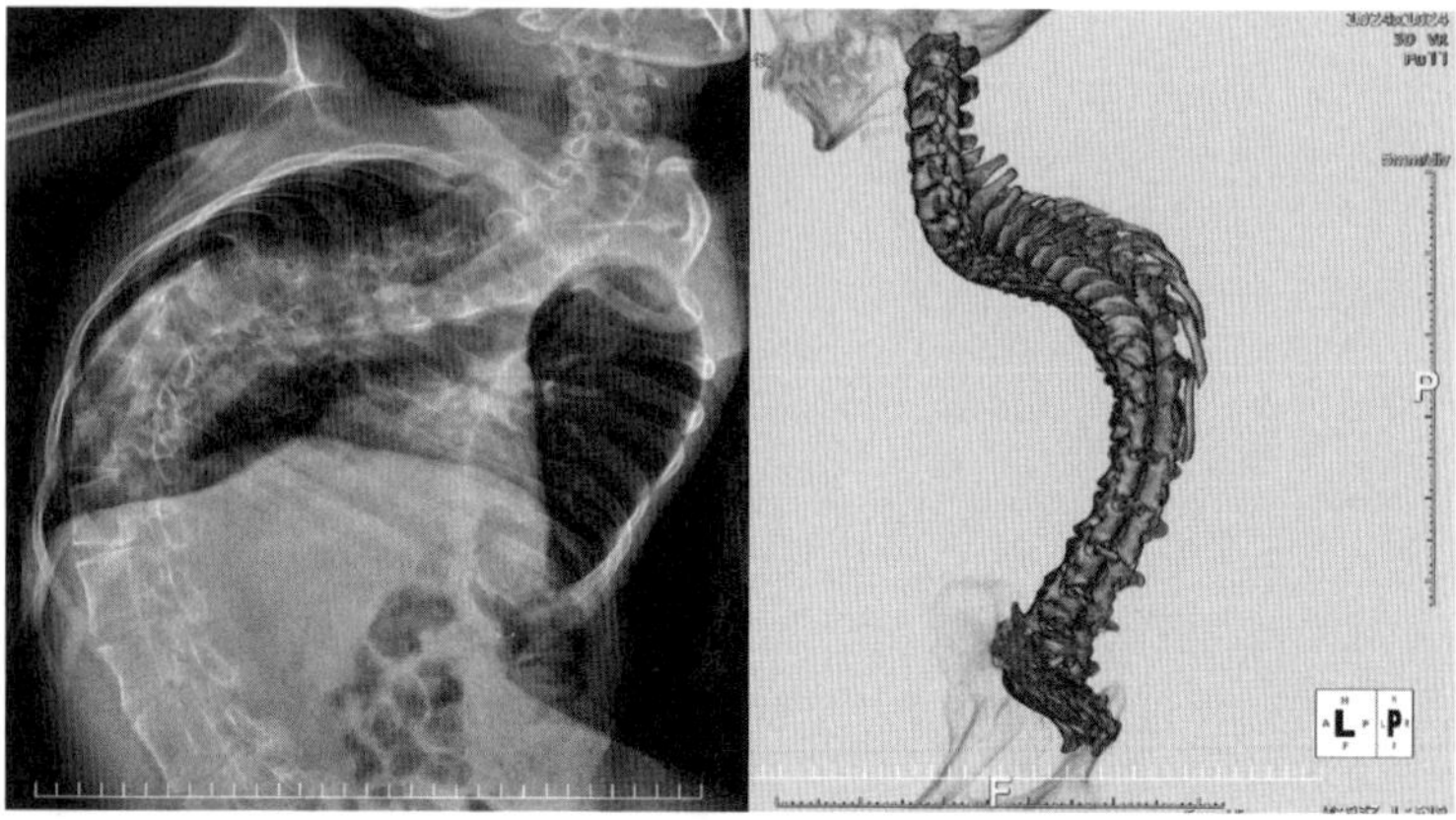

図12　かけるくんの脊椎レントゲンと3D CT。コブ角といって背骨の曲がり具合を示す数値は119度と非常に大きい。普通の人ではコブ角は0度である。

11月28日、ついにかけるくんにスピンラザを投与する日を迎えました。

スピンラザの投与は、腰から針を刺したあと髄腔に針を進めてスピンラザを注入します。具体的な手順は、まずかけるくんに横になってもらいます。背中を消毒して、清潔な布をかけます。そして、皮膚に局所麻酔をして、髄腔に向かって針を刺していきます。ほかの施設では、眠り薬（鎮静剤）を使うことも報告されています。かけるくんも、

「すごく緊張しているから眠り薬を使ってほしい」

と言っていたので、眠り薬も使いました。

このとき、私は正中法という方法で髄腔を狙っていました。髄膜炎の検査で髄腔に針を刺すときに正中法をよく使うの

で、小児科では慣れています。ここだと思うところを狙って背骨に当たらないように針を進めます。針が背骨に当たってしまうと、髄腔に針を進めることができません。

かけるくんの背中に、2回、3回と針を進めるのですが、すべて背骨にあたってしまいました。針を刺すところを変えてみたり、針を刺す角度を変えてみたりといろいろ試してみたのですが、それでも髄腔に針を進めることができませんでした。

そのうち、私は緊張のあまり手が震えてきました。かけるくんも、局所麻酔や眠り薬の効果が弱くなってきて、痛みで悶絶しています。かけるくんの背中は、汗が滝のように噴き出してびっしょりとなっています。かけるくんのお母さんも神様に祈るような格好で、私とかけるくんを見つめています。介助の看護師さんも不安そうに見守っています。

結局、1時間くらい頑張ったのですが、針を髄腔に進めることはできませんでした。スピンラザはドライアイスの入った専用の箱に入ったまま、開封されることなく薬剤部に戻っていきました。

かけるくんもお母さんも、ここまできて治療ができなかったので泣いていました。私は、

「絶対に投与できる方法が見つかるから大丈夫！　明日は麻酔科の先生にお願いするし、それでもだめだったら愛知医科大学のなかで投与ができる先生を必ず探すし、もし愛知医科大学のなかで見つからなかったら、東京でも大阪でも行って、投与できる

まで絶対に諦めないから大丈夫！」

とかけるくんとお母さんに言いました。お母さんは、

「お願いします、お願いします」

と言って泣いていました。かけるくんは痛みのせいでぐったりとしていました。

翌日に麻酔科の先生にお願いして、髄腔に針を刺すことになりました。麻酔科の先生は、脊椎麻酔をかけるので髄腔に針を刺すのは慣れています。しかし、麻酔科の先生でも、かけるくんのような重度の側弯の患者さんで髄腔に針を刺した経験はほとんどなく、やってみるとしても相当難しいということでした。

しかし、その時点ではほかに方法がなかったので、私は、

「うまくいかなくても小児科が責任を取ります、患者さんもそれで納得されていますのでどうかお願いします」

と頼み込んで、ようやくやってもらえることになりました。

麻酔科の先生は、超音波で背骨を確認しながら髄腔に向かって針を刺していきました。しかし、何回刺しても針が背骨に当たってしまいます。私も最初は、

「麻酔科の先生たちは髄腔に針を刺すのに慣れているから、きっとうまくいきますよ」

とかけるくんとお母さんに言っていたのですが、なかなか針が髄腔に進みません。

そのうち、私がやったときと同じような状況になってきました。局所麻酔も眠り薬

も効果が弱くなって、かけるくんは痛みで悶絶しています。麻酔科の先生たちにも焦りの色が見られ、緊張がこちらにも伝わってきます。

１時間くらい奮闘していたところ、麻酔科の先生が、

「あ、出てきた！」

と叫びました。針が髄腔に進むと、髄液という液体が出てきます。髄液は通常、無色透明なのですが、このときは何度も針を刺した後に出てきたので、髄液は血液を含んだ赤色でした。

スピンラザ投与の手順書によれば、５mlの髄液を回収して、その後に５mlのスピンラザを投与します。しかし、このときは髄液を２ml回収したところで、髄液が流れ出てこなくなりました。注入するスピンラザと同じ量の髄液を回収しないと、頭痛や吐き気などの副作用が出ると言われていました。

麻酔科の先生から、投与するかどうかの判断を求められました。投与するかどうかを早く決めないと、せっかく針が髄腔に進んだのに血液でつまってしまいます。かけるくんは痛みで悶絶しています。お母さんは、

「頭痛が出てもいいので打ってください！」

と言っています。

髄液は全部で１００～１５０mlの量があり、１日７００mlくらいがつくられます。つまり、１日に４～６回分の髄液がつくられて交換されるのです。そんなにたくさん

つくられるなら、３ml くらい余分に投与することになっても、たいしたことはないだろうと私は踏んでいました。

そこで、髄液は２ml しか回収できませんでしたが、スピンラザを投与することにしました。ドライアイスの入った専用の箱からスピンラザを取り出しました。スピンラザの容器を自分の手で持ったとき、とても冷たく感じました。容器が常温まで温まったことを確認して、スピンラザを注射器に吸いました。これを落としたら９３２万円がパァかと思うと手の震えが止まりませんでした。

かけるくんの背中に刺さった針に注射器を接続し、スピンラザをゆっくりと注入しました。途中で針が抜けてしまわないか、注射器の接続が外れてしまわないかと不安に思う気持ちでいっぱいになりました。スピンラザを投与するのに必要な３分間がとても長く感じられました。

無事に投与が終わって、針を抜きました。お母さんは、

「ありがとうございました、ありがとうございました」

と言って泣いていました。かけるくんは痛みでまた、ぐったりとしていました。

5 体制を整えて２回目の投与へ

１回目の投与を終えて、問題点が明らかとなってきました。まず、側弯がある脊髄

性筋萎縮症の患者さんでは、髄腔に針を刺すのがとても難しいということです。また、病院のどこの場所で髄腔に針を刺すのかということも問題でした。

かけるくんの初めての投与では、小児科で針を刺したときは小児科病棟で、麻酔科で針を刺したときは麻酔科の外来手術室で行いました。しかし、麻酔科の先生でも脊髄性筋萎縮症の患者さんで髄腔に針を刺すのは難しく、眠り薬も局所麻酔もほとんど切れてしまいました。残された手段は全身麻酔ですが、そうなると小児科病棟や外来手術室ではなく手術室で本格的に行わないといけません。

手術室を管轄している手術部の看護師長さんに電話したところ、「2週間に1回くらいなら手術室が確保できると思います。でも、ほかの診療科でも手術室を必要としているので、手術部運営委員会でほかの先生たちにスピンラザがどんな治療で、なぜ手術室が必要なのかを説明してください」と言われました。

そこで、脊髄性筋萎縮症とスピンラザの効果についての資料を作成して、手術部運営委員会に備えました。私自身、その時点でスピンラザを投与した経験もなく、その効果を実感していたわけではありません。そのため、スピンラザの効果を説明する私の言葉にも力強さが欠けているだろうと思いました。しかし、そうは言っても手術部運営委員会で説明しなければ始まりません。不安を抱えたまま当日の説明に臨みました。

私は手術部運営委員会で、「脊髄性筋萎縮症にはスピンラザしか治療がない」「臨床試験では運動機能の改善が得られている」と説明しました。事前に心配していたことでしたが、「本当にその遺伝子治療は効果があるのか?」「麻酔科でも投与が大変だったのに、そう何度も投与できるのか?」「どれくらい患者さんがいて、年に何回くらい手術室を使うのか?」といった質問が出ました。それらの質問に答えられる知識も経験も十分になかったのですが、よろよろになりながらなんとか答えました。

私からの説明が終わり、手術部運営委員会が解散になろうとしたそのとき、一人の先生から、

「うちなら投与できるかもしれません」

と発言がありました。愛知医科大学整形外科（現国立長寿医療研究センター整形外科）の若尾典充先生です。若尾先生は、整形外科のなかでも脊椎を専門としている先生で、脊椎のなかにある神経（脊髄）の状態を調べるために、よく髄腔へ針を刺すことがあるそうです。

かけるくんのレントゲン写真をみせたのですが、若尾先生は、

「たぶん、これくらいなら問題なくできると思います。一度、やってみましょう」

とおっしゃいました。

まさか、手術部運営委員会に説明に来て、整形外科の先生からサポートが受けられる流れになるとは思ってもいませんでした。しかも、若尾先生は問題なく髄腔へ針を刺すことができると言っています!

かけるくんの2回目の投与を行う前に、かけるくんのお姉さんの1回目の投与がありました。今回は透視室で、若尾先生が髄腔に針を刺すことになりました。透視室というのは胃のバリウム検査をしたりする特殊なレントゲン室です。動画でレントゲンを撮影することができるので、リアルタイムで針の進む方向を確認することができます。

若尾先生が針を刺し始めてものの10分で針が髄腔へ到達し、スピンラザの投与ができました。お姉さんは、かけるくんほど側弯がひどくなかったので、問題なく髄腔へ針を刺すことができたようです。あまりにもスムーズにスピンラザが投与できたので、このときのことはあまり記憶に残っていません。お母さんは目を真っ赤にして喜んでいました。投与が終わったときには、お姉さんは眠り薬で眠っていたので特に反応はありませんでした。

その後、かけるくんとお姉さん以外にも、全部で7人の脊髄性筋萎縮症の患者さんがほかの病院から紹介されてきてスピンラザ治療を受けることになりました。最初のうちは若尾先生にお願いして髄腔に針を刺していたのですが、若尾先生の指導のもと、徐々に私も髄腔へ針を刺すことができるようになりました。

私が髄腔に針を刺せるようになると、小児科だけでスピンラザの投与が完結できることになります。整形外科の先生は、手術などで大変忙しいなか、スピンラザの投与に時間を割《さ》いてくれました。そのため、最初のうちは整形外科の先生の都合に合わせて、限られた週しか投与することができませんでした。しかし、小児科だけで投与ができるようになると、どの週でも投与が可能になるというメリットがあります。

若尾先生から教えていただいた髄腔に針を刺す方法は、傍正中法という方法でした。小児科で一般的に行う正中法では、背骨にまっすぐに針を刺します。傍正中法では、棘突起という背骨の出っ張りをさけるために、斜め下方から針を刺します。

小児科医にはなじみがない方法なので最初は戸惑いましたが、脊椎を専門とする整形外科の先生には一般的な方法です。椎弓間孔という2㎝×2㎝くらいの穴に向かって、動画でレントゲンを撮影しながら針を進めます。リアルタイムに針の方向や椎弓間孔の位置を確認しながら針を進めますので間違いがありません。

２０２０年3月の時点で、私が傍正中法でスピンラザを投与した回数は33回になります。データをとると、検査室に入ってから検査台に上がるまでに9分、レントゲンで確認しながら体の向きを整えるのに8分、消毒後に針を刺して髄腔に到達するのに13分、スピンラザの投与に3分、その後消毒をきれいにして退室するまで14分でした。入室から退室までの合計の検査時間は平均47分でした。

かけるくんの1回目の投与では、針を刺して髄腔に進めるだけで1時間以上かかりました。今はその5分の1の時間で髄腔に到達できるようになっており、技術的に大きく進歩しています。その分、頭痛や腰痛、吐き気といったスピンラザ投与に伴う合併症が起こる頻度も減り、患者さんの負担も小さくなりました。

スピンラザの投与に必要な入院期間も、最初は2泊3日を基本としていたのですが、現在では初回投与は1泊2日です。そこで問題がないことが確認できれば、2回目以降の投与は日帰りでも可能となっています。

脊髄性筋萎縮症の患者さんは知的に正常で、学生として授業があったり、社会人として仕事をしていたりします。そのため治療を継続するうえで、入院期間が短いというのは患者さんにとって大変重要な要素であると考えています。

このようにスムーズに投与ができるようになったのは、薬剤師や放射線技師の先生方の協力も大きな要因です。薬剤師の先生は、卸業者からスピンラザを受け取り、投与までの間に薬剤の紛失が起きないよう責任をもって管理してくれます。

保管にも保存する温度が厳密に決められており、それが守られていない薬剤は使用することができません。

また、放射線技師の先生は、強い側弯があり変形が著しい背骨でも、的確な方向から撮影をしてくれます。投与に最適な針の角度を決めるのには、的確な方向からの撮影が不可欠です。

このように、スピンラザの投与は私一人の力だけではできません。愛知医科大学の総力を結集して、スピンラザの投与が行われているのです。脊髄性筋萎縮症の患者さんにスピンラザを投与するチーム体制として脊髄性筋萎縮症診療チームがつくられています。このチームに関する情報は、愛知医科大学のホームページ（http://www.

aichi-med-u.ac.jp/Pediatric_Lab/teams.html）で確認することができます。

ところで、若尾先生は２０１８年10月に国立長寿医療研究センター（愛知県大府市）に転任となりました。若尾先生にとっては良い人事異動だったので喜ばしいことですが、もし若尾先生が転任されるまでに私が傍正中法を習得していなかったら、その後の愛知医科大学でのスピンラザ治療は継続できなかったと思います。もちろんスピンラザの承認が１年遅れても、若尾先生から傍正中法を学ぶことはできませんでした。

私がたまたま外来を交代していたときにかけるくんが受診したこと、かけるくんが遺伝子検査を受けてスピンラザの治療を受けることを決めたこと、佐橋先生の実験が最後の最後にうまくいったこと、スピンラザの説明をした手術部運営委員会に若尾先生が出席していたことなど、本当に偶然の上に偶然が積み重なって、現在、スピンラザ治療ができているのだなぁと思うと感慨深いです。どれか一つが抜けていても治療ができなかったと考えると、スピンラザによる治療は奇跡なのではないかと感じるのです。

❻ スピンラザに出会って（インタビュー）

治療を開始して１年が経過した２０１８年11月に、かけるくんのお母さんにインタビューをしました。脊髄性筋萎縮症の子どもを持つ母として、かけるくんのお母さんの生の声をお示しししたいと思います。

ほんのちょっと普通の子と遺伝子が違うだけで、普通の子ができることが全然できなかった。かけるとお姉ちゃんで、コピー数が一つ違うだけで体が違うってこともわかった。

普通の子どもだったら、手を引いて歩いてみたりとか、幼稚園や小学校に行ったりとか、そういったことを成長とともに普通に見られると思っていた。キャッチボールをするという当たり前のことが、私の夢だった。子どもたちにも、良いところに就職して良い生活を送ってほしいと思っていたわけではなく、ごく普通のごく当たり前の生活ができれば良いと思っていた。でも、私たち親子にとってはかなわない夢だった。

今までの子育ては本当に苦しくて、いつも人を疑っていた。行く病院では、毎回けんかして帰っていた。訓練の先生に文句を言ったこともあった。医療に対して、すごく疑いがあった。医療だったら歩けるようにしてよ、歩けるようにできない先生なんか信用できないって、お姉ちゃんを育てながら思っていた。そうしてかけるが生まれたら、また同じ病気で歩けないことがわかった。

なんで私は手をつないで歩けないのだろう？　なんで私は車いすを押しながら、

子どもの後ろ姿しか見られないのだろう？　歩いている時の表情とか、どこを見ているのだろうとか、そういうことは車いすの前に回り込んで、顔をのぞかないとわからない。一緒に花を摘んだりとか、一緒に砂場で遊んだりとか、ブランコに乗ったりとか、そういうことは何一つできなかった。

かけるやお姉ちゃんの同級生が、車の免許を取りに行ったとか、車を借りたとかの話を聞くと、複雑な思いがしていた。かけるやお姉ちゃんは、車の免許が取れるわけじゃない。自動車学校のチラシがきていたけど、チラシを見るたびに悲しいなぁと思っていた。

だけど、岩山先生という信頼できる先生が一人いたっていうことが、自分の心を、自分の道を開くきっかけになった。お姉ちゃんの国際交流の集まりの日に、スピンラザを初めて知った。その日は雨の日だったから、車でお姉ちゃんを送って行った。1時間半くらい待ち時間があって、携帯でインターネットを見ていた。そうしたら、脊髄性筋萎縮症の薬が厚生労働省から認可されましたっていうニュースがあった。

最初はドキドキした。心のなかで、「何だこれ！」って思った。確か、遺伝子検査の結果を聞いたときに、かけるが言われた病名じゃないかな？　赤ちゃんがガラガラで遊んでいるビデオを岩山先生が見せてくれて、オハイオ大学で研究しているって言っていた薬のことかなと思ってドキドキした（著者注　オハイオ大学で研究されていた脊髄性筋萎縮症の遺伝子治療のビデオ：https://youtu.be/kbMBNi94Wjs)。

ほんと素人だから知らなかったんだけど、たぶんこれはうちの子の病気と同じだって思った。脊髄性筋萎縮症1型で薬が認可されたってニュースに書いてあった。1型っていうのは何か知らないけど、もしかしたら、うちの子たちの2型も認可されて順番がくるかもって思った。

インターネットじゃ信用できない部分もあるから、とりあえず、岩山先生にメールした。岩山先生とトラブったけど（著者注　大学受験のことで著者とお母さんの意見が食い違い、受診が途絶えていた。第3章2節参照）、でも頼れる人は岩山先生しかいなかった。まだどっかで信じていたんだよ。

確か金曜日にメールして、月曜日に返信をもらったと思う。すごく返信が早かった。岩山先生から返信があって、「治療するよ、できる限り早くやるよ」ってメールにあったのを見た瞬間、職場から駅を降りてうちまで走った。上小田井の駅から新川の人道橋を泣きながら走った。人の視線なんかまったく気にならなかった。うちまで帰ってきて、

「先生が、治療してくれるって！」

と言ったけど、家族の誰も信じなかった。私は夢のようで、涙が出て止まらなかった。お姉ちゃんもかけるも、泣いている私を見て、

「何、泣いてんの?」

と言っていたんだけど、私は泣いて喜んだ。子育てのなかであれだけ涙して喜んだのはあのときだけだった。人目をはばからず泣いた。だって、岩山先生が治療するって言ってくれるとは思ってなかった。薬が効くかどうかもわからないかけるを、治療してくれるって言ってくれる先生はいないと思ったから。

その瞬間から、自分自身が変わった。心のなかで光が差した。夢を持つようになった。夢を持てるようになった。病気だったから、今だけ、見えるだけの範囲で、物事を考えるのが精いっぱいだった。ほかの子を見て、いろいろな形で羨ましいと思った。だけど、一つ薬が認可されたことで、子どもたちの将来の夢を思い描くことができた。苦しい子育てを10年、20年と過ごして、治療薬ができたことで人並みの夢、親としての夢を持てるようになった。

スピンラザができて、お姉ちゃんやかけるが結婚して孫が生まれたら、お姉ちゃんやかけるが働きに行って、私が孫を育てることができるかもしれないという夢が持てるようになった。

たぶん普通のお母さんは、子どもを育てて子どもが結婚して孫ができて、それが当たり前だと思うのだけど、私はそういう夢を持つことができなかった。今まで苦しんだ分だけ、私にはとても大きな夢に感じる。

当たり前の人生は送っていないし、もしかしたら、かけるやお姉ちゃんが障害を持って生まれてきた意味があるのかもしれないと思うことがある。嫌なことも山のようにあって、ひどいこともたくさん言われた。

かけるなんかも、私にひどいことを言うから、怒れてくることもある。「なんで産んだんだ」とか。私も好きで、病気の子を産んだんじゃない。お姉ちゃんはお姉ちゃんで、仕事でうまくいかないと、怒ったりうだうだ言ったりする。それでも二人とも、私が持っていない良いところを持っている。だから、脊髄性筋萎縮症っていう病気を持つ子どもを育てているというのは、そういう意味があるのだろうなと思うときがある。

この子たちは、特にかけるは、もしかしたら20歳で死んじゃうかもしれない、いつ命を落としてもおかしくないと、肺炎になるたびに思っていた。だけど、死んじゃうのではなく、逆に、治療ができるようになるっていう奇跡が起きた。

完璧な体になるっていうのは無理だけど、スピンラザで良くなるかもしれないと思うと、じゃあ大学に行ってみよう、就職も頑張ってみよう、もしかしてお姉ちゃんがおばあちゃんになるのだったら、どんなおばあちゃんになるのだろうと思えるようになった。たくさんの友だちができて、良い人に出会ってほしい。

特別な人間になるっていう大きな夢ではないんだけど、世間並みの夢が持てるってすごいことなんだなって思った。だから、スピンラザができたことには、すごく感謝している。

第6章

スピンラザ投与後

1 スピンラザ投与後の改善

その後、ほかの施設からも紹介があり、全部で7人の脊髄性筋萎縮症の患者さんにスピンラザ治療を行うことになりました。1型の患者さんが一人、2型の患者さんが6人です。

スピンラザによる治療で、大きく改善した患者さんもいれば、あまり変化がない患者さんもいます。ここでは、スピンラザ投与後に患者さんに起こる変化を症状別に取り上げていきたいと思います。

●疲れにくくなる、体力がつく

ほぼ全員の患者さんに見られる改善は、疲れにくくなることです。例えば、かけるくんのお姉さんもスピンラザによる治療で疲れにくくなった一人です。かけるくんのお姉さんは通信制の高校に通っていました。1日のスケジュールは、9時に家を出て10時に登校し、授業を受けたあと4時に下校し5時には自宅に帰ってくるという生活を送っていました。授業を受けるのは実質4時間なのでかなり余裕がありますが、体力がなかったのでこのスケジュールをこなすのがやっとでした。

しかし、スピンラザ治療を始めてからは、朝5時に起きて支度をし、電車に1時間乗って朝8時30分に出勤しています。残業があって帰宅が夜の8時を過ぎることもありますが、お風呂の介助をキャンセルしてデパートで買い物をして帰ってくる日もあるなど、非常に活動的な生活を送っています。

また、当院で3番目にスピンラザ治療を開始した2型の患者さんは、スピンラザの治療前はすぐに疲れてしまって、顔を洗うのも歯を磨くのも途中で休憩しないとできませんでした。

これがスピンラザ治療を始めてからは、途中で休憩せずに顔を洗ったり、歯を磨いたりすることができるようになっています。この疲れにくくなるという改善は、初回のスピンラザ投与後1週間くらいで出現することが多く、非常に早く見られる改善です。

また、この患者さんはあるバンドのライブに行くのが趣味です。以前は家族が付き添いをしたうえで、何泊かしてライブに行っていました。スピンラザ治療を開始して1年が経過したころに、一人で名古屋から東京まで行って日帰りでライブに参戦したという連絡がありました。早朝から日付が変わるギリギリまで活動していたので体力が心配だったとのことでしたが、ほとんどバテることなく帰ってきたと聞いています。

近況報告でいただいたメールには、「一人という緊張感で気が張っていたのもあると思いますが、春に埼玉へ泊まりに行ったときも想像より疲れなかったので、投与を続けているおかげかなぁと嬉しかったです！　そうやって体力面で自信がついてきたので、先月から母に付き添ってもらいつつ料理の練習を始めました！　つい先週ＩＨ調理器を買って、ワタワタしながらも頑張っています（笑）。初めて一人で麻婆豆腐をつくれたときは感動しました！」とありました。

先日、スピンラザ投与で日帰り入院された際も、化粧をしていたせいかとてもきれいになっていたので充実した生活を送っているのだと思います。

このように、スピンラザは脊髄性筋萎縮症の患者さんが疲れにくくなり、元気に日々を送ることができる体力をつけてくれるのです。健常者にとっては疲れにくいという改善はたいしたことがないように思えますが、脊髄性筋萎縮症の患者さんにとってはとても大きな喜びなのです。

●口の機能が良くなる

口で見られる改善には、滑舌が良くなったり、食べる力が回復したりすることがあげられます。脊髄性筋萎縮症２型の患者さんでは、しゃべる筋肉が弱くなるので、少しずつ舌足らずなしゃべり方になっていきます。

例えば、「ありがとうございます」と言うつもりが、「あひがとうございまふ」という感じになってしまいます。聞きなれている家族などはそれでも会話ができるのですが、学校の友だちや職場などの人にとっては聞き取りづらいことが多くなります。

患者さんも、どうしても聞き返されることが増えてしまうので、自分からコミュニケーションを取りづらくなってしまったり、仕事に支障をきたしてしまったりすることがあります。

かけるくんは、１回目の投与のあと大学に行ったら、大学の友だちから、

「すらすらしゃべれるようになったね。それと表情が豊かになった」

と言われたそうです。本人や家族はいつも一緒にいるので、なかなか気づかないことが多いですが、他人からこのように言われるというのは本当に改善しているということを示しているのだと思います。

当院で治療している脊髄性筋萎縮症の患者さんの一人に佐藤仙務さんという方がいます。寝たきり社長という名前で商標登録もしていますし、中日新聞（東京新聞）でも連載を持っているので、ご存知の方もいるかもしれません。

佐藤さんは講演会で演者をしたり、大学の非常勤講師として授業をしたりとほかの人に話をする機会がよくあります。そのため、スピンラザ治療を始める前から、

「もっとしゃべりやすくなるといいね」

と話していました。

佐藤さんの１回目の投与が終わって２週間くらいしたところで、脊髄性筋萎縮症の患者さんの忘年会を開きました。愛知医科大学小児科でスピンラザ治療をしている患

者さんとその家族、介護の方が集まって忘年会をしたのです。

治療以来2週間ぶりに佐藤さんにお会いしたのですが、滑舌が良くなっているのに気づきました。そのときの佐藤さんの発声は、しっかりと「ありがとうございます」と聞こえます。

佐藤さんはほかにも日常生活に影響を与える大きな改善もありました。食事が良く食べられるようになったのです。佐藤さんは普段、きざみ食といって食べ物をはさみで小さく切ったものを食べています。食べ物をかんだり、飲み込んだりする力が弱いためです。

スピンラザ治療の前は、一口食べるごとに一口水を飲んで流し込むという感じで食事をしていました。それが、スピンラザを投与して1週間後には、1回の食事の間に一口か二口、水を飲むだけになっていました。スピンラザは食べる力も改善することができるのです!

生き物にとって食事を食べるというのはとても大切な行動であり、人間にとっては楽しみの一つでもあります。一口食べるごとに一口水を飲んで流し込んでいたら、味もしっかりわかりません。それがスピンラザの治療で、食事を楽しむことができるようになったというのは、佐藤さんにとってはとても大きいことだと思います。

●息をする力が強くなる

また、さきほど紹介した佐藤さんはリハビリの先生から、「息を吐く力が強くなったね」と言われるようになりました。呼吸をするには横隔膜という筋肉が、肺の入っている空間を動かします。横隔膜も筋肉なので、脊髄性筋萎縮症の患者さんでは呼吸機能が低下します。佐藤さんは、日中は普通に呼吸をしていますが、夜間は人工呼吸器をつけて生活しています。また、２０１３年にはインフルエンザに感染し、生きるか死ぬかの瀬戸際をさまよいました。

かけるくんも以前は年に１回くらい肺炎で入院していたのですが、スピンラザ治療を始めてからの２年間で１回しか肺炎で入院していません。その１回も、マイコプラズマといって健康な小児や若者に見られるタイプの肺炎でした。

普通の大学生でも感染してマイコプラズマ肺炎になることはあるので、かけるくんがしっかりと大学生活を送っていたからこそマイコプラズマに感染したのでしょう。呼吸機能が悪くて痰が出せないために肺炎になったわけではなかったので、すぐに熱が下がって退院していきました。

普通の人が風邪を引いたり、インフルエンザに感染したりしても、ほとんどの場合は熱が出るだけで普通に治ります。しかし、脊髄性筋萎縮症の患者さんでは呼吸をする能力が落ちているので、風邪やインフルエンザに感染すると命の危険があります。そのため、スピンラザの治療で少しでも呼吸機能が改善すると、入院の回数が減ったり、命の危険から身を守ることができたりするのです。

●首が座ったり、手足が動くようになったりする

首が安定したり、手足が動くようになったりする改善は、脊髄性筋萎縮症の患者さんがもっとも希望していることです。かけるくんで見られた首や手足の改善は、私がスピンラザ治療をしていてとても驚いたものの一つです。

初回の投与から1年くらいが経過して、かけるくんが肺炎になって入院したことがありました。「息をする力が強くなる」の部分で紹介したマイコプラズマ肺炎で入院したときのことです。

私が回診に行くと、かけるくんが右手の上にあごを乗せた姿勢でスマートフォンを見ていました。そして、私が来たことに気がつくと、上半身を持ち上げて首を回してこちらを見るのです!

私は目の前のことが信じられず、思わずかけるくんのことを二度見してしまいました。つい1年前まではかけるくんは頭をヘッドレストに乗せた状態でも、たった5度でも傾くと介助者に頭の位置を直してもらっていました。そのかけるくんが、首を動かすどころか上半身を持ち上げているのです! 私は全身に電気が走ったようにぞくっとしました。「スピンラザは、こんなに効果があるんだ!」と実感した瞬間でした。

それ以外にも、かけるくんはそれまでまったく動かすことができなかった右足を動かすことができるようになりました。まだ、寝返りを打つほど動かすことはできませんが、足を動かして自分のちょうどよい位置に持ってくることができるようになりました。

以前は、足が痛くなって足の位置を変えたくても、介助者に毎回お願いしなければいけませんでした。そのため、かけるくんは足が痛くなっても我慢していました。これは褥瘡につながるので、本当は良くないことですが、かけるくんは介助者に気を使って頼まなかったのです。

それがスピンラザのおかげで、自分の意思で好きなときに足の位置を変えることができるようになりました。このことがかけるくんにどれほどの安楽をもたらし、介助者の負担を軽減できたのかは、健常者である私には想像もつかないほどだと思います。

また、当院でスピンラザ治療をしている唯一の脊髄性筋萎縮症１型の患者さんは、顔の筋肉を少し動かすことができるようになり、表情がわかりやすくなりました。また、指を動かしてボタンを押せるようになりました。

それまでは視線入力装置を使って文章を書いたり、勉強をしたりしていました。視線入力装置は眼球の位置をセンサーが感知することで、使用者がどこを見ているのかを検出し、コンピューターの画面上でカーソルを動かすことができるという支援装置です。

健常者でいうと、マウスを使ってカーソルを動かすという動作に似ています。しかし、ボタンを押すことができなかったので、カーソルを同じ場所に3秒置いておくとクリックするという仕様になっていました。

1文字打つのにカーソルを動かして3秒待たなくてはいけないので「お・は・よ・う」と4文字打つだけでも15〜16秒かかります。これでは、意思を伝えようとする側も、意思を受け取ろうとする側も時間がかかってしまい使い続けることが困難です。

しかし、スピンラザの治療を始めて半年くらい経ったころから、指が1本曲がるようになりました。私は、スピンラザの治療前に「手の親指がどちらかボタンを押せるくらい動くようになるといいですね」と説明していたのですが、曲がるようになった指は意外にも右足の人差し指でした。

その少しだけ曲げることができる人差し指に「風船ボタン」というわずかな圧力を感知する特別なボタンを装着します。小さな風船を指に巻き付けて、指を曲げることによりわずかに高まる圧力を検出します。それによってオンを感知するのです。

視線入力装置と風船ボタンを組み合わせることにより、マウスでいえばカーソルを動かしてクリックできるようになるのです。カーソルを動かすだけの場合と比べて、カーソルを動かしてクリックできる方がとても便利なことは一般の方でもわかりやすいと思います。

その患者さんで経験した改善のなかで一番嬉しかったのは、きょうだいでマリオカートを遊べるようになったというエピソードです。もちろん、カートの操縦には複数のボタンを押さなくてはいけないので、風船ボタンだけでは操縦することはできません。

しかし、マリオがカメを持っているときに、きょうだいが「発射！」というと、その患者さんが風船ボタンを押してカメを発射します。マリオカートで一番面白い部分である「カメをぶつけて前を走っている車をやっつける」ということができるのと、ただきょうだいがゲームをやっているのを見るだけでは、まったく面白さが違うことがわかると思います。

●運動機能評価スケールが改善する

運動機能評価スケールとは、脊髄性筋萎縮症などの神経や筋肉の病気の患者さんの運動機能を評価するために考案された評価尺度です。スケールによって違いますが、10項目くらいから30項目くらいの運動機能を評価する項目があります。

例えば、首を左右に振ることができると2点、首を動かすことができれば1点、首を動かすことができなければ0点という具合で、各項目の合計点数を合計して、患者さんの運動機能の改善を評価したり、違う患者さんの運動機能を比較したりするのに使います。

ここでは、国際共同第Ⅲ相臨床試験（ＥＮＤＥＡＲ試験）の結果を紹介します（図

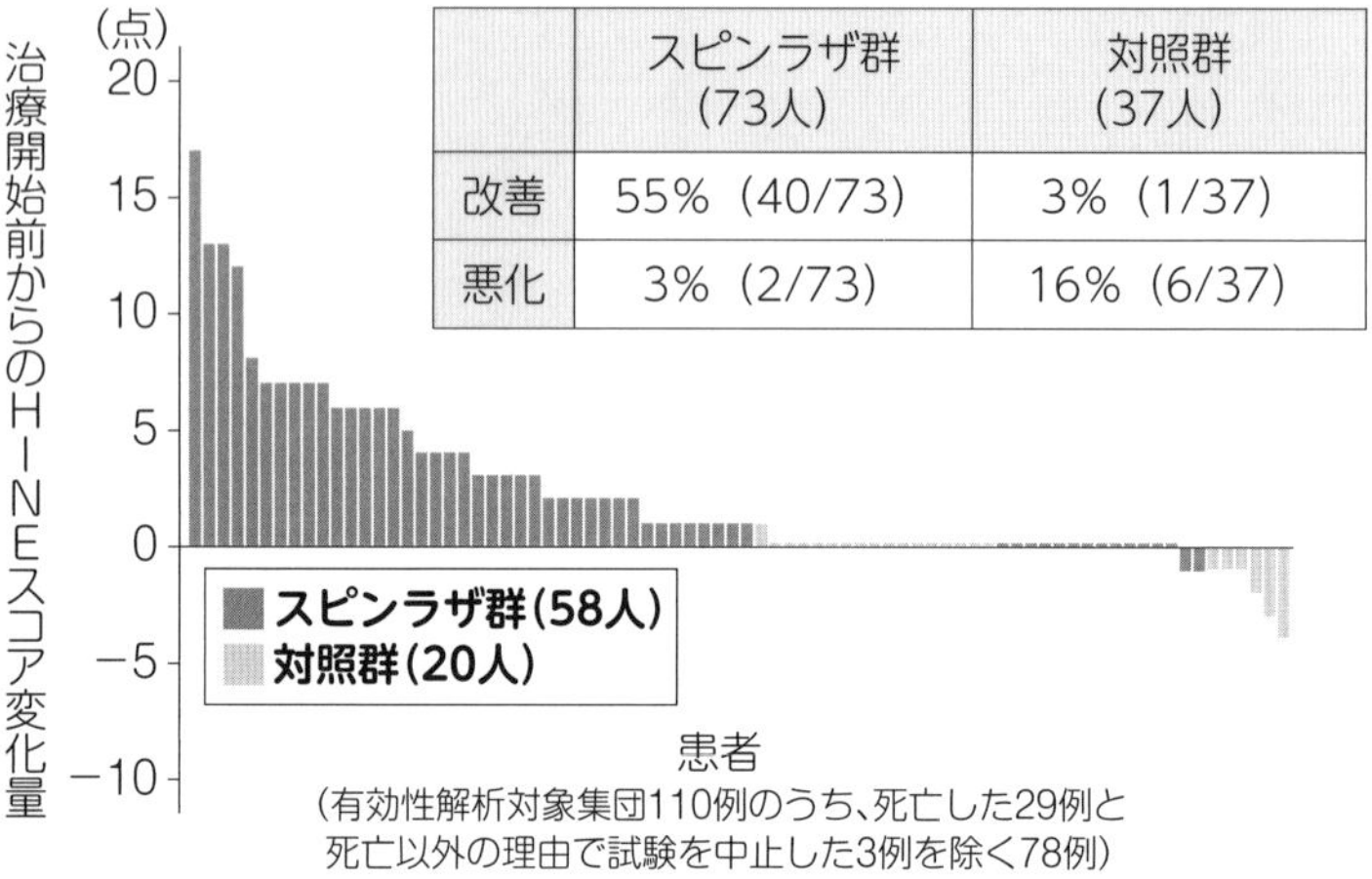

	スピンラザ群（73人）	対照群（37人）
改善	55%（40/73）	3%（1/37）
悪化	3%（2/73）	16%（6/37）

図13　国際共同第Ⅲ相臨床試験（ENDEAR）における患者ごとの治療開始前からのHINEスコア変化量。左側のHINEスコアの変化量がプラスとなっているグループは改善があったことを示す。改善があったグループはほとんどがスピンラザ群で、対照群は1名しか含まれない。上の表と下のグラフでは、死亡した29例と死亡以外の理由で試験を中止した3例が含まれていないので人数が異なる。

13）。日本を含む全世界で行われた臨床試験で、脊髄性筋萎縮症1型の患者さんを対象にしています。この臨床試験で4点以上の運動機能スコアの改善を認めたのは、スピンラザを投与したグループでは73人のうち40人（55%）でしたが、治療をしていない対照グループでは37人のうち一人（3%）のみでした。55%と3%では、明らかにスピンラザを投与したほうが、運動機能が改善すると言えます。

この臨床試験では、HINEという運動機能評価スケールが使われています。このスケールでは、4点以上の増加があれば運動機能が改善している、4点以上の悪化があれば運動機能が悪化していると判断します。脊髄性筋萎縮症の患者さんも人間なので、その日の体調や気分でこのスケールの得点が２点くらいは変動します。そのため、４点以上の変化があって、はじめて臨床的に意味がある変化であると考えられています。

●死亡や人工呼吸器になるまでの期間が長くなる

ＥＮＤＥＡＲ試験では、生存率や人工呼吸器の導入についても調査がされています（図14）。

１年の観察期間で、無治療だった41人では13人（32％）しか人工呼吸器なしで生存している患者さんはいませんでした。残りの28人の患者さんは亡くなったか、人工呼吸器をつけることになりました。

一方、スピンラザで治療した80人では49人（61％）が人工呼吸器なしで生存していました。つまり、スピンラザで治療すると、人工呼吸器なしで生存できる患者さんの割合が32％から61％と倍に増える効果があると言うことができます。

日本では、自力で呼吸をするのが難しくなると、ほぼ全例で人工呼吸器を装着します。一方、欧米では自力で呼吸をするのが難しくなった場合、人工呼吸器をつけて生きるという選択を選ばないのが以前は一般的でした。

そのため、病気の進行や薬の改善について、人工呼吸器をつけて生きている場合と、

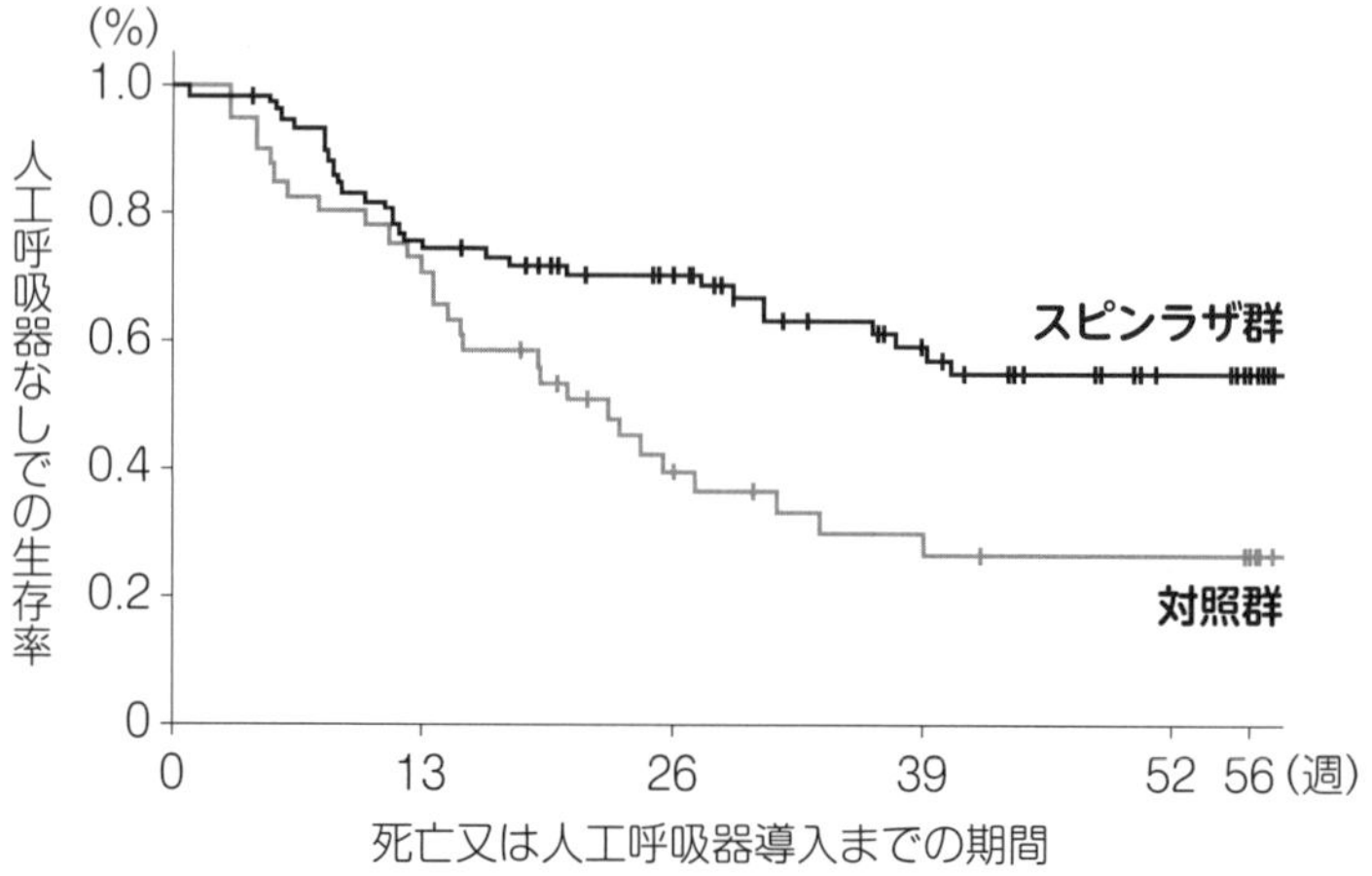

図14　国際共同第Ⅲ相臨床試験（ENDEAR）における人工呼吸器なしでの生存率。対照群に比べて、スピンラザ群では約2倍の割合で人工呼吸器なしで生存している。

人工呼吸器をつけずに亡くなった場合を同じ意味にとらえて、このＥＮＤＥＡＲ試験では死亡と人工呼吸器の導入をひとまとめにして評価しているのです。

日本人の感覚だと、人工呼吸器をつけずに亡くなるのを見守るのは難しいです。ましてや、脊髄性筋萎縮症１型のお子さんは手足が動かなくても、心があるのです。脊髄性筋萎縮症１型のお子さんが活発に生活しているのを見ていると、自分で呼吸するのが難しくなった場合に人工呼吸器を導入するという選択をすることはとても自然だと思います。

一方、欧米では、自主決定権を非常に重んじる文化があります。たとえ心があったとしても、手足が動かせず何一つ自分でできないのであれば生きている意味がないと考えられてきました。また、宗教的な背景も異なり、人間の体は天国に行くまでの現世での乗り物に過ぎないという考えが一般的です。

そのため、スピンラザ治療が始まるまでは、欧米では人工呼吸器をつけずに亡くなっていました。しかし、スピンラザ治療が始まってからは、欧米でも人工呼吸器を導入するケースが増えています。このような倫理的な問題は、文化の違いも大きいですが、時代の流れや治療法の改善とともに変わっていく部分だと思います。

2 かけるくんのその後

現在、かけるくんは7回目まで治療が終わっており、２０２０年8月に8回目の治療を予定しています。現在、かけるくんは大学3年生ですが、大学が高校までの整った環境とは異なっており、さまざまな悩みを抱えています。

コラム４で説明しましたが、障害者が大学に通うのが普通の時代になってきました。しかし、かけるくんのような重度の肢体不自由者に対して、大学進学や就職に対するサポートが不十分であることは否定できません。かけるくんが進学した愛知県内の福祉系大学ですら、かけるくんの障害に対して十分な対応ができているとは言いがたい状況でした。

かけるくんとお母さんは、入学前に大学の先生や事務の方と打ち合わせをして、かけるくんの障害についてどのような配慮やサポートが必要かを話し合いました。具体的には、授業の代筆や食事、トイレの介助です。代筆が必要な授業については、学生ボランティアが代筆します。

しかし、食事やトイレの介助については、マンパワーが足りないこと、食事の際に誤嚥した場合に責任が取れないことを理由に、大学側では一切サポートできないとのことでした。学生ボランティアを募集しても、かけるくんの障害が重すぎて応募がありません。大学職員は一切手を貸してくれず、「すべて家族でやってください」と言われました。

そのため、月曜日から水曜日は食事とトイレ介助のため、おばあさんが大学に付き添っています。しかし、おばあさんも自分が病院に通わなくてはいけないので、そのときはかけるくんの食事を介助してくれる人がいません。

そのため、日中は飲まず食わずで授業を受けています。大学3年生の7月になって、やっとストローで水分を飲ませてくれるようになりました。しかし、依然として食事の介助はないためご飯を食べることはできません。

トイレ介助もないため、水分摂取や食事摂取を控えて、日中にトイレに行かなくて済むようにしています。もし、どうしてもトイレに行きたくなった場合に備えて、紙おむつを使用しています。おむつと言うとお姉さんもかけるくんも抵抗があるので

「パッド」と言っています。これでは、人間の尊厳も何もあったものではありません。楽しくやっていけたらと思っていた友人関係でも、トラブルが起きてしまいました。やってもないことをやったと言われ、ストーカーだと非難されたのです。複数の学生が、かけるくんのことをストーカーだと言って、孤立させようとしていたのです。かけるくんは、そのことを親しい友だちから聞いて、大変ショックを受けました。

お母さんは大学側に呼ばれて、この件について事務長や大学職員と話し合いを持ちました。大学側の説明では、問題になった複数の学生は、

「電動車いすって結構、速いじゃないですか。それでストーカーに間違われるよって言うつもりが、言葉足らずでストーカー扱いしてしまったことになったんです」

と話していたそうです。きっかけはよくわかりませんが、電動車いすは意外とスピードが出るので、教室を移動するときに先回りするような形になってしまい誤解が生じたのかもしれません。

高校までは、友だちが親切に手伝ってくれましたが、大学では同じようにはいきませんでした。実際のところはわかりませんが、かけるくんが大学で学ぶための体制が整っていないことが原因で、友だちに負担がかかってしまったのだと思います。その結果、友だちもかけるくんのサポートに音を上げてしまったのかもしれません。

やっと受験をくぐり抜けたんだから、大学生活を楽しみたいという思いもあったことでしょう。「なんで障害者の世話をしないといけないんだ」という思いもあったこ

とでしょう。しかし、かけるくんが通っている大学は曲がりなりにも福祉大学です。障害のある同級生をサポートできないのに、福祉なんかできるわけがありません。

かけるくんの通う福祉大学の「障害学生支援の取り組みと今後の課題」という資料をインターネットで確認することができます。

２０１７年の報告書では、「現行ですと、障害者総合支援法で、いわゆる福祉サービスを利用してヘルパーさんが学内で支援をするという形は、京都市さんなど一部を除いては認められておりません。今、ちょうど厚生労働省の事業で、そのあたりの検討会で議論が進められていますが、大学としての配慮をどこまでするべきかという議論が始まってきているところです。本学は、支援する学生が食事介助やトイレ介助をしたり、障害学生のご家族が私費ヘルパー派遣の事業所さんと契約して、お金を払った部分に関して大学が補助するというやり方を取ったりしております」と記載されています。

かけるくんの場合もこのような方法が検討されているのだと思いますが、実際にはうまくいっていないのが現状です。

私もかけるくんから話を聞いていて、小学校・中学校・高校はかけるくんがとても楽しく学校に行っていたことが伝わってきました。しかし、大学の話はちょこちょこ聞くのですが、そういう楽しい感じはまったく伝わってきません。

かけるくんは、あと半年は頑張って大学に通うことにしています。大学3年生だとそろそろ就職活動も始めないといけませんが、まだそこまで気持ちが追い付いていないと言います。時間がかかってもいいので、かけるくんもなんとか大学を卒業し、就職を目指してほしいと思います。

一方、かけるくんのお姉さんは楽しく大学生活を過ごしました。食事のときなどは、大学の学生さん、特に海外出身の学生さんが熱心に手伝ってくれました。お姉さんは、車いすにかかっているお弁当を友だちに取ってもらって、一緒にお昼を食べました。お姉さんは、ほとんど介助なしでご飯を食べることができます。

また、トイレ介助は、大学の学部長までお姉さんのことを心配してくれました。お姉さんはヒューマニーという尿取りの機械を使っていました。その機械のアラームがなると、学部長自らアラームを止めに来てくれました。

このようにお姉さんは大学で、友だちや大学職員などに手伝ってもらいながら勉強をしました。また今でも、友だちと強い信頼関係にあるようです。お姉さんが職場での悩みをツイッターでつぶやいたりすると、すぐに飲み会をやろうと大学時代の友だちが集まってくれます。信頼できる先輩も呼んだり、かけるくんも悩んでいるだろうから一緒においでと誘ってくれたりします。

大学生活を楽しく送れたかどうかは、かけるくんとお姉さんの性格の違いもあると思います。しかし、一番の違いは、かけるくんの方がお姉さんより運動機能が悪いので、お姉さんより介助を必要としたことだと思います。

障害のあるお子さんでも、小学校から高校まではあまり問題なく生活できる場合が多いです。これは、各学校での配慮やサポートが充実してきたこと、肢体不自由者以外にも対応を必要とする生徒が増えていることなどによるものです。

しかし、「大学の壁」「就職の壁」と言われる目に見えない障壁があり、大学への通学や就労が困難な場合が多いようです。これらの問題を俯瞰的に見ると、制度と心というまったく対極に位置する二つの要素が重要であると考えられます。

まず一つは制度です。小学校から高校までは、市教育委員会や県教育委員会の権限で、介護支援員のための予算を確保することができました。しかし、障害者が大学で当たり前に学ぶ、そのためそれらの学生を支援する必要があるという現状に、法律制度の整備が追いついていないのです。

お姉さんの大学はうまく対応してくれたと思いますが、そのような各大学や各個人の努力に頼ってばかりはいられません。法律により、すべての大学で同じ支援が受けられるよう体制を整備する必要があると思います。

もう一つは心です。いくら法律で体制を整備してもそれは入れ物だけです。そこに心が入っていないと、しっかりとした学習支援はできません。もちろん、障害が軽かったので、お姉さんのほうが快適な大学生活を送れたというのは否定しません。しかし、お姉さんの大学では、友だちや大学職員など周りの人たちがちょっとしたことでも手伝ってくれる優しい心を持っていたことが大きかったと思います。

かけるくんは歌が好きです。しかしスピンラザの治療前は、ほとんどどこも動かせなかったので、じっと音楽を聴くだけでした。しかし、スピンラザの治療を始めてからは、肩やおなかを動かすことができるようになったので、音楽を聴きながらリズムを取って楽しめるようになりました。

かけるくんは、大学でいろいろな問題が起きているときに、名古屋にあるボイストレーニングのスクール（ボーカルアカデミーオブトーキョー）に見学に行きました。体験レッスンを受けに行ってみたところ、入り口の所に一段の階段があり、スロープがありませんでした。ちょうどそのとき、スクールにダンスを習う生徒さんたちが来ていて、パフォーマーの先生がその生徒さんたちと一緒に電動車いすを持ち上げてくれました。

守山高校では手動車いすを４人で持ち上げていましたが、このとき乗っていた電動車いすは重いので６人で持ち上げました。スクールに通っている生徒さんたちは、みんな嫌な顔一つしませんでした。

体験レッスンでパフォーマーの先生は、「こういう普通のいすに座って一緒にやりましょう」とか、かけるくんが普通のいすでは座れないということも伝えると、「僕が支えるので一緒にやりましょう」と言ってくれました。

スロープがないので、毎回、入り口の階段で車いすを持ち上げなくてはいけないことも、「手動の車いすであれば、僕らも人数が少なくても持ち上げられるんで大丈夫ですよ」と言ってくれました。今では取り外しのできる簡易スロープを準備していただき、パフォーマーの先生が設置してくれた簡易スロープの上を電動車いすで移動する流れになっています。

かけるくんは、

「今まで興味はあったけど、行ったことがないところに勇気を出して行ってみた。そうしたら、経験したことがないようなことが起きて、やりたいことがどんどん出てきた。今までやりたいことが全然なかったけど、今では自分の人生にすごく前向きになれたと思う」

と言っています。

かけるくんはこのボイストレーニングのスクールで、守山高校で感じていた連帯感を感じました。そして、このスクールにぜひ通いたいと言いました。

このような話を聞いたら、100人の親が100人ともボイストレーニングなんかやめておけと言うと思います。

しかし、私はかけるくんのお母さんに、

「かけるくんは、スピンラザの治療で呼吸が強くなりました。ボイストレーニングはさらにその治療効果を増幅できるかもしれません。ぜひやらせてください」

と言いました。また、かけるくんはボイストレーニングの話をするとき、いつもよどみなく話します。普段、こんなに力説するかけるくんを見たことがありません。そのかけるくんがこんなにしゃべるのですから、ボイストレーニングへの思い入れは相当なものです。

結局、かけるくんは２０１９年2月からボイストレーニングを開始しました。かけるくんの先生は、三代目Ｊ ＳＯＵＬ ＢＲＯＴＨＥＲＳのメンバーである今市隆二さんを指導した先生で、とても魅力的なトレーナーだとかけるくんは言います。

かけるくんは、「２０２０年は挑戦の年」と奮起しています。先日、レコーディングした曲を音楽会社に応募して、今は合否の連絡を待っています。また、２０２０年10月のライブに出ることを目標に、8月の予選に向けて猛練習中です。

かけるくんは、

「将来は芸能事務所に入って、芸能界でやっていくことが夢。やめておけという人もいるけど、挑戦したいと思っている。俺たちの病気ってあまり知られていないから、みんなに知ってもらいたいっていう気持ちもある。それに、俺たちの病気以外に障害を持っている人とか、障害を持ってない人たちにも、障害があってもこういうことができるんだよってことを証明したいと思っている。それが夢かな」

と語ります。

確率だけで言えば、ボイストレーニングでお金を稼げるレベルになるのは難しいかもしれません。しかし、人生でなにか自分のやりたいと思ったことを一生懸命やって納得することはとても大事です。まだかけるくんは若いので時間はたっぷりあります。多少回り道しても本人が納得できることのほうがはるかに大切だと思います。かけるくんにはぜひ頑張ってもらいたいと思います。

コラム 6

重度訪問介護利用者の大学等の修学支援

かけるくんについて、大学生活の実情を紹介しましたが、実は、「重度訪問介護の利用者の大学修学支援事業」という制度が2018年から施行されました(以下、大学修学支援制度)。

これは、障害者自立支援法に基づく事業の一つとして施行されており、「重度障害者が修学するために必要な支援体制を大学が構築できるまでの間において、重度障害者に対して修学に必要な身体介護等を提供し、もって、障害者の社会参加を促進することを目的とする」とされています。要は、大学で勉強するための介護を支援しますよという意味です。

障害者自立支援法に基づく事業として、「地域生活支援事業」「地域生活支援促進事業」というものがあります。名前が似ていますが、それぞれ別のもので、「地域生活支援事業」は、各自治体が実施主体として、地域の実情や利用者の状況に応じ、柔軟な形態により実施する事業であるとされています。

国として促進すべき事業については、「地域生活支援促進事業」として特別枠に位置付けられており、大学修学支援制度は地域生活支援促進事業に含まれています。平成31年度予算額では、地域生活支援促進事業に54億円が計上されています。

地域生活支援促進事業は都道府県単位で行う事業と市町村単位で行う事業に分けられますが、大学修学支援制度は市町村事業に分類されています。補助率の割合としては、国が50％、県が25％、市町村が25％という費用負担割合になっています。

重度訪問介護の利用者の大学修学支援制度の実施主体は市町村ですが、もちろん大学との調整が必要で、大学にも実施のための要件が以下のように定められています。

①修学先の大学には、障害のある学生の支援について協議・検討や意思決定等を行う委員会及び障害のある学生の支援業務を行う部署・相談窓口が設置されていること。

②大学等において、常時介護を要するような重度の障害者に対する支援体制の構築に向けた計画が立てられ、着実に大学等による支援が進められていること

と

修学支援事業の支援員への報酬額は、以下のいずれかになっています。

①支援時間が５００時間以内の者　支援時間×３９２０円または80万円の低い額

②支援時間が５００時間を超える者　支援時間×１６００円

①の場合、２０４時間までは支援員の方の時給は１時間当たり３９２０円となりますが、それ以上になると徐々に時給が下がっていき、支援時間が５００時間になると時給は１時間当たり１６００円まで下がります。

②の支援時間が５００時間以上の場合は、１時間当たり１６００円で固定です。この報酬額制度だと、介護支援事業所は支援時間の比較的短い障害者学生を優先することが予想されます。今後、現状に応じて修正が必要かもしれません。

この大学修学支援制度はまだ始まってから日が浅いので、大学も市町村もどのように対応したら良いか手探りの状態にあるようです。地域生活支援促進事業やそのなかに含まれる大学修学支援制度について、大学や市町村が十分に理解していないケースもあります。そのため、そのような申請や手続きに慣れている障害者一人暮らし支援会（http://hitorigurashi.jp/）や全国障害学生支援センター（https://www.nscsd.jp/）などに支援を求めるのが良い方法です。

また、大学等の修学支援についての交渉は、利用者が市町村と交渉することになります。市町村は、法律上、相談支援事業、コミュニケーション支援事業、日常生活用具の給付等、移動支援事業、地域活動支援センター等事業を実施しなければならないと障害者自立支援法に記載されています。ところが、利用者が市町村に相談に行っても、予算編成に間に合わないとか、大学の授業の始まる4月からの支援は難しいとか言われてしまうこともあるようです。

しかし、年度が始まってから5月中旬に第1回の協議書提出期限があり、制度としては必ずしも年度前に予算が計上されていなくても問題ないようです。また、さかのぼって請求することも可能です。毎年、制度が改定されており、徐々に使いやすくなっていくのだと思います。

大学修学支援制度の一番の問題は、市町村規模の財政だと制度の利用者が一人いるだけで、財政上の負担が大きくなってしまうことです。市町村の費用負担は25％ですが、実際には小規模市町村では、大学修学支援を一人行うだけで財政が圧迫されます。そのため、市町村の負担割合をさらに減らす方策についても検討されています。

しかし、国も都道府県も財政状況は厳しいので簡単にはいきません。納税者としてはできるだけ財政状況にゆとりがある市町村に住むなど自衛が必要だと思います。

　大学修学支援制度を利用する障害者は、肉体労働の仕事に就くのは困難です。もし、仕事に就くチャンスがあるとすれば肉体労働以外の仕事です。そのような仕事に就くためには、大学レベルの教育は不可欠です。障害者が大学に通うことで、さまざまな知識や技術を身につけ、就職が可能となり、結果的に納税することができるようになることが期待されます。

　介助の必要な障害者が、仕事もなくただ福祉の世話になるだけの場合と比べて、大学レベルの教育を身につけ就職し納税する状況は財政的にも大きなプラスがあると思います。

　一方、ユニバーサル社会という「年齢、性別、障害、文化などの違いに関わりなく誰もが地域社会の一員として支え合うなかで安心して暮らし、一人ひとりが持てる力を発揮して元気に活動できる社会」という考えがあります。

　２０１８年12月には「ユニバーサル社会の実現に向けた諸施策の総合的かつ一体的な推進に関する法律」という法律が施行されています。障害の有無、年齢等にかかわらず、全ての人の基本的人権が平等に守られるという理念を実現するために、国が必要な諸政策を推進することを目的としています。

　その第８条第１項には、障害などを有する人の年齢や能力、障害の特性を踏まえた十分な教育が受けられるように、教育の内容や方法を充実させると記載されています。

今、健康な人でもある日突然、事故や病気になり障害者になるかもしれません。このようなユニバーサル社会をつくることは、決して障害者だけのために必要なことではなく、社会を構成するすべての人たちにとって役立つことなのです。

3 今後のスピンラザの展望

今後のスピンラザの展望として重要なものに、以下の2点があります。

- 発症する前の、より早期の段階でスピンラザ治療を開始したら運動機能はどこまで改善するのか。
- 軽症型の脊髄性筋萎縮症3型または成人発症型の4型に対してスピンラザ治療を行うべきか。

今までは、無症状の段階で脊髄性筋萎縮症と診断される患者さんはほとんどいませんでした。私の患者さんでも、早い方で1歳半、遅い方では20歳を超えてから脊髄性筋萎縮症と診断されています。

しかし、スピンラザが承認されてから、発症からそれほど間をおかずに遺伝子治療ができるようになってきました。現在では、以前よりも早い段階で専門病院へ紹介されるようになり、遺伝子検査も速やかに結果が出るなど、診療や検査の体制が整備されてきました。ほとんど症状が出ていない乳幼児期からスピンラザ治療を開始した症例が、少しずつ学会や論文などで報告されるようになりました。

現在、無症状の段階で脊髄性筋萎縮症と診断された患者さんへスピンラザを投与する臨床試験（NURTURE試験）が行われています。症状がまだ出現していない脊髄性筋萎縮症の患者さんで、生後6週間以内にスピンラザ治療が開始できた25人が解析の対象になっています。正確には脊髄性筋萎縮症の1型なのか2型なのかはわかりませんが、無治療であればかなりの高い確率で乳幼児期に症状が出現する患者さんです。

この臨床試験で対象となっている患者さんは、SMN2のコピー数が2本の方が10人、3本の方が15人で、現在は4歳近くになっています。

SMN2のコピー数はだいたい脊髄性筋萎縮症の病型と一致するので、SMN2のコピー数が2本の方は1型、3本の方は2型、4本の方は3型と考えて大きく間違いはありません。したがって、10人の1型の患者さんと15人の2型の患者さんが

ＮＵＲＴＵＲＥ試験に参加していることになります。

実際のところは、ＳＭＮ２遺伝子のコピー数が４本あっても脊髄性筋萎縮症３型ではなく2型の方もいますし、ＳＭＮ２遺伝子のコピー数が２本でも１型ではなく２型の方もいるのでまったくのイコールではありません。

今のところのＮＵＲＴＵＲＥ臨床試験の途中経過として以下のようなものが得られています（http://www.curesma.org/nurture-data-oct2019/）。

●全員が人工呼吸器を装着することなしに生存している

無治療だと、脊髄性筋萎縮症１型の全例が２歳までに死亡もしくは人工呼吸器を必要とします。ＮＵＲＴＵＲＥ試験には10人の１型の患者さんが参加していますが、３歳を過ぎても全員が人工呼吸器なしで生存しているのです。これは驚くべき結果です。

この結果からは、１型の患者さんで人工呼吸器なしで生存するには、無症状の時期からスピンラザを開始することが重要であることがわかります。

●全員が支えを必要とせず、お座りができている

無治療だと、脊髄性筋萎縮症１型の患者さんはお座りできるようになりません。また、脊髄性筋萎縮症２型でも無治療であれば、３歳を過ぎると多くの患者さんで支えがないとお座りできないようになります。

しかし、NURTURE試験では、3歳を過ぎてもそれなりに運動機能が残っている2型の15人だけではなく、ほとんどの運動機能を失うはずである1型の10人でもお座りができているのです。この結果も、無症状の時期からスピンラザ治療を開始すると、座位機能について目覚ましい改善効果が得られることを示しています。

●ほとんどが自分で歩くことができている

NURTURE試験に参加している25人のうち22人（88％）で、自分で歩くことができています。無治療だと、脊髄性筋萎縮症1型でも2型でも3歳の時点で歩くことはできません。スピンラザにより、多くの患者さんが自分で歩くことができるようになると言えます。

●運動機能スコアがほぼ満点となっている

NURTURE試験では、CHOP－INTENDという運動機能スコアが使われています。このスコアは64点が満点なのですが、1型の患者さんで64点、2型の患者さんで62・1点とほぼ満点になっています。この結果も驚くべきものだと思います。

私の患者さんでは、一番運動機能の悪い患者さんでは0点、一番運動機能が良い患者さんでも34点です。本書で注目したかけるくんの治療前のCHOP－INTENDスコアは5点でしたが、スピンラザ治療のおかげで現在は18点まで改善しています。

また、２０２０年3月現在、ＨＩＮＥ－２という運動機能スコアについても結果が発表されており、１型の患者さんでも2型の患者さんでも最終評価時に満点の26点となっています。

かけるくんも、生まれたときからスピンラザで治療ができていれば、歩けるようになったと考えられます。もしかけるくんが歩くことができたら、今とはまったく違う人生を送っていたに違いありません。

今後、新たに脊髄性筋萎縮症と診断される患者さんは、ＮＵＲＴＵＲＥ試験で行われているように、症状が出現する前から治療するという方法が普通になっていくのは間違いありません。かけるくんやお姉さんのように手足の動きが悪い脊髄性筋萎縮症の患者さんを目にすることがなくなる時代がすぐそこまでやってきているのです。

このように、脊髄性筋萎縮症の症状が出る前に治療をするには、まったく症状がない状況で正確に診断する方法が必要です。その方法の一つに、脊髄性筋萎縮症であるかどうかを生まれてきた赤ちゃん全員で確認するスクリーニング検査という研究が進められています。この研究が全国で実施されるようになると、症状が出る前にスピンラザ治療を開始して、正常のお子さんと同じような人生を送ることができるようになります。

アメリカと比べて、日本では脊髄性筋萎縮症と診断される患者さんの数が少ないことが問題になっています。人種の違いがあっても、脊髄性筋萎縮症を発症する患者さんの割合は変わらないことがわかっています。

アメリカでは毎年、400人の脊髄性筋萎縮症の患者さんが登録されています。日本とアメリカの人口比は1：3なので、その計算でいくと日本では100人を超える患者さんが毎年、登録されているはずです。しかし、現実的には、毎年100人という数には全然足りません。

平成24年度末に脊髄性筋萎縮症で指定難病の受給者証を持っていた患者さんは712人でした。その後、平成25年度末は797人、平成26年度末は894人と徐々に増えていきますが、平成27年度末に874人、平成28年度末は855人、平成29年度には824人とむしろ減少しています（難病センター　特定医療費（指定難病）受給者証所持者数より）。

新たに診断されて登録する患者さんもいるので、登録数の減少分は亡くなった方がいるためだと思います。軽症から重症までを合わせた脊髄性筋萎縮症の患者さんが発生する可能性は2万人に一人とわかっています。つまり日本だけでも6000人くらいの患者さんがいるはずです。

しかし、実際に登録されている患者さんが800～900人くらいで、治療を受けているのはその半分というところです。つまり、かなりの患者さんが診断されずに生活しており、必要な治療を受けることができていないことがわかります。おそらく、徐々に手足の動きが悪くなる3型や成人発症型の4型の患者さんが見過ごされているのだと思います。まだまだ、検査や診断の体制、医療者の教育、一般の方への啓蒙などを改善していかなくてはいけません。

薬一つで人生がこんなに変わるのですから、いかにスピンラザの登場が大きなインパクトがあったかわかります。しかし、スピンラザは非常に高額で、1回の治療に1本932万円かかります。重症の脊髄性筋萎縮症1型の患者さんでは1年目に6回、2年目からは1年につき3回、中等症の2型の患者さんでは1年目に4回、2年目からは1年につき2回の治療が必要です。

それぞれ計算すると、1年で1864万円（2型の患者さんの2年目以降）から5592万円（1型の患者さんの1年目）という非常に高額な治療です。治療の対象となる脊髄性筋萎縮症の患者さんは身体障害者手帳（1級）があるので、医療費の自己負担額は市町村から助成を受けることができます。

しかし、軽症の3型や成人発症型の4型の患者さんへのスピンラザ投与は、薬の説明書には、「SMN2遺伝子のコピー数が4以上の患者における有効性及び安全性は確立していない。これらの患者に投与する場合には、本剤投与の利益と不利益を考慮したうえで投与を開始し、患者の状態を慎重に観察すること。（わかりやすいよう一部改変）」と記載されています。

3型や4型では筋力の低下が数年から数十年の単位でゆっくりと進むため、病気と自覚しにくいのが特徴です。そのため、診断されるまでに時間がかかったり、そもそも診断がされずに「気のせい」と言われたり、精神科の疾患と誤診されたりすることがあります。

3型については徐々にスピンラザの有用性が報告されているので、薬の説明書通りにスピンラザ投与の利益が不利益を上回ると判断して投与することができると思います。しかし、脊髄性筋萎縮症3型に対してスピンラザを投与した場合に得られる改善は、1型や2型に対するスピンラザ投与の改善に比べると小さいかもしれません。しかし、3型に対するスピンラザ投与の「利益」と1型や2型に対するスピンラザ投与の「利益」のどちらが大きいのかという疑問には誰も答えられないと思います。

脊髄性筋萎縮症1型の患者さんが、人工呼吸器なしで生活できたり、ほかの健康なお子さんと同じように歩いたりできることはとても大きな「利益」だと思います。しかし、脊髄性筋萎縮症3型や成人発症型の4型の患者さんが、手が震えなくなったり、歩きやすくなったり、転びにくくなったりすることも大きな「利益」だと思います。

一方、スピンラザ治療の「不利益」とは何かを考えると、副作用や合併症は大きなものはないので、1本932万円という高額な薬剤費が「不利益」の大部分を占めることになります。

スピンラザ投与で得られる症状の改善という「利益」と、スピンラザの1本932万円という「不利益」のどちらが大きいのかを判断するのは、一人の医師の能力を超えていると思います。しゃべりやすいとか食事が楽しめるという改善は、患者さんの人生にはすごく大きいことでしょう。判断をする人の立場によってもその価値観は大きく変わるので、社会全体で幅広い公平な議論が必要になると思います。

今の日本の経済を考えると、一つの疾患にそれだけ多額の税金を投入する必要があるのかという批判もあると思います。しかし、まったく健康な夫婦から、ごくわずかな可能性ですが、脊髄性筋萎縮症のお子さんが生まれるのです。また第1章でも説明したように、すべての人が成人発症型の脊髄性筋萎縮症を発症する可能性があります。

そのとき、治すことのできる薬があるのに、「患者数が少ないから」「高額な薬剤だから」「歩けるようになるわけではないから」という理由で治療が受けられないというのは、患者さんにとっても家族にとってもすごく残酷なことだと思います。

私は患者さんやその家族の喜びを間近で見ている一人の人間として、ぜひ発症する前の1型の患者さんや、より軽症の3型や4型の患者さんにもスピンラザ治療ができるようになってほしいと強く思います。

4 スピンラザ後の治療薬

現在、スピンラザ以外にも続々と新しい脊髄性筋萎縮症の薬が開発されています（図15）。

品名 (一般名)	スピンラザ (ヌシネルセン)	ゾルゲンスマ (オナセムノジーン アベパルボベック)	RG7916 (リスジプラム)
製薬会社	バイオジェン(米)	ノバルティス(スイス)	ロシュ/中外(日本)
薬剤分類	核酸医薬	遺伝子治療	低分子
作用機序	スプライシング修飾	遺伝子導入	スプライシング修飾
投与経路	注射(髄注)	注射(点滴または髄注)	経口
投与回数	年4回	一生で1回	1日1回
開発段階	日：承認	日：承認	日：第3相試験
	米：承認	米：承認	米：申請中
	欧：承認	欧：申請中	欧：第3相試験
日本での 承認・申請	2017年7月承認済	2020年3月承認済	2020年申請予定

図15　脊髄性筋萎縮症治療薬の開発状況(2020年3月現在)。スピンラザだけではなく、各社から新薬が開発されている。Clinicaltrials.gov、SMA Europe、Cure SMAなどをもとに作成。

一つは中外製薬が開発中のリスジプラムという薬です。これは、スピンラザとは違って腰に針を刺す必要はなく、飲んで効く薬です。この薬は長いSMNたんぱく質(第4章3節を参照)を産生・増加させることにより、運動機能を改善する効果が期待されています。

スピンラザでは、複雑なメカニズムを使ってエクソン7を含んだ長いSMNたんぱく質をつくることができるようになります。一方、リスジプラムはより簡単なメカニズムを使って長いSMNたんぱく質をつくることを目指しています。

リスジプラムの最大の特徴は、薬の分子が小さいことです。そのため、口から飲んでも胃で分解されずにそのまま吸収され、脳や脊髄などを含む全身で薬剤効果を発揮できます。２０１９年３月にはスピンラザでご紹介した審査が優先して行われる制度（オーファンドラッグ）の対象に指定されました。現在、第２・３相国際共同臨床試験が行われており、日本でも２０２０年の承認申請が予定されています。

また、ノバルティスファーマが開発中のゾルゲンスマという遺伝子治療もあります。この治療法は、脊髄性筋萎縮症の患者さんの遺伝子に、正常のＳＭＮ１遺伝子を組み込むというものです。第４章５節でスピンラザのライバルとして説明したオハイオ大学の研究が元となっています。スピンラザと異なり、１回の治療で終了することができるのが特徴です。２歳未満では点滴で治療することが可能ですが、それ以上の年齢では髄腔に針を刺して投与する必要があると考えられています。

ゾルゲンスマは、ウィルスベクターという遺伝子の運び屋を使って正常のＳＭＮ１遺伝子を患者さんの遺伝子に組み込むことにより、長いＳＭＮたんぱく質をつくることができるようになるというメカニズムです。このウィルスベクターという遺伝子の運び屋は、非常に強力なプロモーターを持っているので、その治療効果は一生続くことが期待されています。

プロモーターとは遺伝子の調節機構の一つで、ある遺伝子のDNAからRNAがつくられて、たんぱく質がつくられるまでの流れを開始するのに必要な遺伝子の配列です。通常、関与する遺伝子の上流領域にあり、プロモーターがないと遺伝子があってもたんぱく質がつくられません。

しかし、ゾルゲンスマは本当に1回の投与で効果が長続きするのか？ という疑問があります。スピンラザが定期的に投与されるのに対し、ゾルゲンスマは1回だけの投与だからです。2019年に名古屋で日本小児神経学会が開催された際、ゾルゲンスマの研究元であるアベクシスの発表がありました。そこでさきほどの疑問について聞いてみたところ、「CBAという強力なプロモーターを使っているから効果は持続的だ」との回答でした。

プロモーターのなかでも、強いものと弱いものがあります。強いプロモーターからはたくさんのたんぱく質がつくられますが、弱いプロモーターからは少ししかたんぱく質がつくられません。ゾルゲンスマで使われているCBAは強いプロモーターです。

そのため、たんぱく質（この場合はSMNたんぱく質）がたくさんつくられることは確かです。しかし、SMNたんぱく質が本当に10年、20年と持続的に産生されるのか、標的とする組織にどれだけ効果的に遺伝子を運ぶことができるのか、などについては今後の研究が必要です。

ゾルゲンスマはアメリカで2019年5月に承認されました。日本でもオーファンドラッグ指定をさらに推し進めた「先駆け審査指定制度」を利用して、２０１８年11月に承認申請されています。より短期間での審査ができる制度なので、早ければ２０１９年中に承認されることが見込まれていましたが、ゾルゲンスマの開発における動物実験のデータに問題が見つかったことで承認が延びそうです。

この問題は、ゾルゲンスマをつくり出したアベクシス社（２０１８年にノバルティスファーマに買収）からアメリカ食品医薬品局に２０１９年６月に報告があり、ゾルゲンスマの承認申請に用いられた動物実験データに不適切な処理があったとアメリカ食品医薬品局から発表されました。

ノバルティスファーマはプレスリリースで、「アベクシス社のデータ操作は初期の製品試験に使われたもので、商用製品には使用されていない」と説明しており、これまでの調査で、製品の安全性や効果、品質に関する問題は確認されていないとしています。

一方、新薬の承認を行う立場であるアメリカ食品医薬品局は２０１９年８月に、「不適切な処理が行われたデータはごく一部に限られており現時点でのゾルゲンスマの有効性、安全性を否定するものではない」と表明しています。ただし、データ操作について承認以前に把握していたにもかかわらず承認後まで報告を怠ったことについては非難しており、何らかの制裁を行うとしています。

先駆け審査指定制度の審査期間は６ヵ月なので、２０１８年11月に申請されていれば２０１９年中には承認される見こみだったのですが、この問題が影響して承認取得が遅れているようです。不適切な処理の具体的な内容は公表されていませんが、アベクシス社の創業者二人がアメリカ食品医薬品局の発表１週間前に退任しているので、それなりの改ざんが行われていた可能性が考えられます。今後の情報の開示が待たれています。

ちょうどこの原稿を校正していた２０２０年3月19日付で、ゾルゲンスマが脊髄性筋萎縮症に対する遺伝子治療薬として、厚生労働省より製造販売承認通知が出されました。中央社会保険医療協議会での議論を経て、２０２０年5月にも薬価収載となる見通しです。

このような新薬の問題の一つに、薬の価格が非常に高いことが挙げられます。スピンラザも1年間に数千万円かかる非常に高額な治療です。しかし、アメリカ食品医薬品局はゾルゲンスマの薬価を２１２万５０００ドル（約2億３２００万円）に設定しました。日本でもゾルゲンスマが承認された場合、2億円を超える薬価設定が予想されています。

確かにゾルゲンスマの薬価は非常に高額です。ゾルゲンスマの薬価は２０００万円以下が適切であると指摘する意見もあります（新薬ゾルゲンスマ 適正な薬価を‥https://hodanren.doc-net.or.jp/news/iryounews/191005_exdrg1.html）。

しかし、スピンラザを10年間使った場合の薬の費用は、脊髄性筋萎縮症1型の患者さんで約3億円、2型の患者さんでも約2億円になります。そのことを考えると、一生に1回だけ投与すればよいゾルゲンスマが2億円を超える薬価であったとしても決して高いものではありません。

また、これらの薬の開発には多額の研究費が投入されており、今後、それらの製薬会社がほかの疾患の遺伝子治療を開発する際の原資にもなります。そのような観点からは、ゾルゲンスマの高額の薬価設定もやむを得ないと思います。

スピンラザの承認の部分でも説明しましたが、新薬が基礎研究で発見されてから承認されるまでには、非臨床試験・臨床試験（第1〜3相）、承認申請・審査とたくさんの段階をクリアしなくてはいけません。薬の候補が「基礎研究」から実際の「承認・販売」を経て、薬となる確率は「3万5591分の1」とも言われています。

（単位：億ドル）

開発段階	研究開発費	構成比（%）
基礎研究/前臨床試験	130.7	16.4
第1相試験	77.5	9.7
第2相試験	84.4	10.6
第3相試験	230.3	28.9
申請・承認	26.5	3.3
第4相試験	92.3	11.6
その他	154.4	19.4
開発費合計	796.0	100.0

図16　2018年米国製薬企業での研究開発費内訳　PhRMA（米国研究製薬工業協会）2019年・年間リポートより作成。

また、1970年代には新薬一つに必要となる研究開発費は1億7900万ドルでしたが、2000年代に25億5800万ドルと14倍以上に増えています。高額な研究費を投入して開発が途中まで進んでも、承認されて市場で販売できるようにならなければ1円も入ってこないのです。

米国製薬企業での研究開発費をみると（図16）、年間で796億ドル、日本円にして8兆円という膨大な研究費が新薬の開発にあてられています。内訳をみると基礎研究／前臨床試験にあてられる研究費が16・4%、第3相試験にあてられる研究費が28・9%と突出しています。効果のありそうな新薬を見つけることが難しいことと、第1・2相試験に比べて、第3相試験では対象となる被験者数が増えることで、研究開発費が高額になっていることがわかります。しかし、有効性が高く安全な薬を開発するには、さまざまな試験や審査をして多方面から確認する必要があります。また、新薬の開発スピードを上げるためには、開発や試験、審査を行う人を多数そろえなければいけません。そのため、それらの費用を負担するために薬剤費が高騰しているという背景があります。

しかし、高い薬価もじきに薬価改定で値段が下げられていきます。例えば、私がよく使う成長ホルモンですが、そのうちの一つであるノボ・ノルディスクファーマの「ノルディトロピン・フレックスプロ注10㎎」という製品があります。この製品は2010年に承認されたときの薬価は10万3013円でした。その後、約2年ごとの薬価改定があり、２０１９年現在、８万１３６６円まで薬価は下がっています。同じようにいずれスピンラザも、ゾルゲンスマも薬価が下がっていくと思います。

最後に

スピンラザの治療を始める前に、患者さんやその家族によく聞かれることがあります。「スピンラザで治療するとどこまで良くなるのですか?」という質問です。私は、現時点で知ることのできるすべての情報をお話ししています。

しかし、一番長く治療している患者さんでもせいぜい数年です。10年、20年と治療を継続していったとき、どこまで改善するのかは誰にもわかりません。今、まさにかけるくんたちがそのデータをつくっているのです。私たちはその手助けをしているのに過ぎません。

もちろん、どこかで改善がストップする可能性もあります。しかし、たとえ時間がかかっても、どこまでもどこまでも改善していくかもしれません。つまり、かけるくんが歩けるようになる可能性だってゼロではないのです。そんなことは絶対にないと言い切れる人はこの世界中に誰もいません。

少しでも希望がある場合と、希望がまったくない場合では、患者さんの目の輝きがこんなに違うのだということを、実際に脊髄性筋萎縮症の患者さんを治療して初めて知りました。

小児科ではときおり経験するのですが、将来の希望をまったく失ってしまった患者さんを見ることがあります。白血病などで再発を繰り返して有効な治療法がなくなってしまった場合などです。根本的な治療は無理なので緩和医療を中心とした終末期医療を行うのですが、そういう状況のお子さんは将来の話や未来の話はしないのです。来年とか、夏休みとかの話をしても、「僕、そのときには生きていないかもしれない」と一切話題に乗ってきません。同じように脊髄性筋萎縮症の患者さんも、スピンラザが開発される前は将来の話をすることはありませんでした。

しかし、スピンラザができたことによって、脊髄性筋萎縮症の患者さんたちが将来の話をするようになりました。

スピンラザができる前は、「自分はもうどんどん悪くなるばかりで、30歳になったら気管切開だ、人工呼吸器だ」と思っていた人が、そういう未来ばっかりじゃないんだと思えるようになりました。大学卒業後に就職したい、一人暮らしをしてみたい、結婚して子どもを生みたいといった話をするようになりました。患者さんの目の輝きがまったく変わって、僕自身がスピンラザはすごい薬だということを患者さんに教えられました。

しかし、医師同士の間でもスピンラザ治療に対する考え方に温度差があるのを感じます。例えば、脊髄性筋萎縮症と診断されたにもかかわらず、治療は必要ないでしょうと主治医に言われてしまうこともあるようです。医師がスピンラザによる治療効果を過小評価しているのです。

そのため、そういう医師が主治医を担当している患者さんは治療に乗り気でないことがほとんどです。私の患者さんでも、主治医から「側弯もあるし、治療してもどれだけ良くなるかわからないから、スピンラザはやめておいたら」と言われていた方がいました。発売から1年くらい経ったところで、一度、話だけでも聞きたいと私の外来にやってきました。スピンラザの投与のビデオを見せて、結構動くようになりますよと説明したら、すぐに治療することになりました。

僕自身もスピンラザがこんなに効くとは思っていなかったので、治療を始めた当初は、製薬会社のデータをそのまま患者さんに話していただけでした。実際、自分が投与したこともなかったので、「効くって言われています」と話すくらいで、「これくらい効きます」とか、「絶対動くようになります」とか、自信を持って話すことはできませんでした。

スピンラザ治療を始めて半年くらい経ったところで、患者さんの喜びようが尋常じゃないことに気づき、「スピンラザってすごい薬なんだ」と、初めて知りました。スピンラザ治療を担当していた私ですら、その効果に気づくのに半年かかったわけですから、治療を担当していない医師がスピンラザの効果を過小評価するのも仕方がないことだと思います。

医師が治療をしない、治療をしても意味がないと考えているというのは大きな問題だと思います。それこそ、「治療すれば全員歩けます！」くらいの効果があれば、医師だって患者さんだって治療をすることに迷いはないでしょう。スピンラザの効果が医師にすら浸透していないのは、治療を担当している我々の発信力が不足していることもあると思います。このような情報を積極的に発信する必要があると考えたことが、本書を書くことになった動機の一つです。

今後、スピンラザよりももっと効果のある薬が開発されるときが来るでしょう。脊髄性筋萎縮症も生まれてすぐに診断できるようになり、普通のお子さんと同じように歩ける時代が必ず来ると思います。

聖書には、イエス・キリストが行った7つの奇跡が書かれています。そのうち、3番目に書かれている奇跡は、38年間病気で歩くことができなかった人の癒しについて書かれています。これが脊髄性筋萎縮症の治療と関連しているように思います。

その話では、エルサレムに12の門があり、その一つである「羊の門」の近くに、大勢の病人、目の見えない人、歩けない人、やせ衰えた人が集まっている池がありました。その池には、「水がかき回されるときに、最初に池の中に入る人はどのような病気でも治る」という言い伝えがありました。

たくさんの病人の中に、38年間もの間、病気で歩くことができない病人がいました。イエスがその病人を見て、「良くなりたいか」と聞きました。病人は、「私には水がかき回されたとき、池の中に私を入れてくれる人がいません。行きかけると、もうほかの人が先に降りて行くのです」と答えました。するとイエスは「起きて、床を取り上げて歩きなさい」と答えました。すると、その病人はすぐに治って歩き出しました。

イエスが本当に病人を治したかどうかはわかりません。しかし、歩けない人が歩けるようになるという奇跡を人々が待ち望んでいたことはわかります。無治療であれば歩けない人が、スピンラザで歩くことができるようになるのです。つまり、現代の医学は神の領域に足を踏み入れつつあると言っても過言ではないでしょう。

私は医師として、研究者として、医学の進歩が歩みを止めることはないと思います。100年前には糖尿病の治療薬であるインスリンは開発されていませんでした。そのため、1型糖尿病と診断された患者さんは3年以内に全員が死亡していました。

肺炎で使われる抗生剤も、日本で一般的に使われるようになったのはつい70年前です。インスリンや抗生剤が開発されて、1型糖尿病や肺炎で亡くなる患者さんは減りました。将来的には癌やアルツハイマー病など多くの病気が克服できるようになると思います。そこに至る道程において、医学研究にかかわる医師や研究者は、生命への高い倫理観と、社会から信頼される透明性を持つことが求められていると思います。

この本は、私が経験したスピンラザの驚くべき効果と患者さんとその家族が得ることができた喜びを伝え、脊髄性筋萎縮症やスピンラザについての正確な情報を一般読者に提供することを目的としています。

また、スピンラザ治療への一歩がなかなか踏み出せない患者さんへ勇気を届けたいとも考えています。もし、脊髄性筋萎縮症やスピンラザについて私に聞きたいことがあれば、「iwahide1976@gmail.com」までご連絡ください。私ができる限りの情報提供をさせていただきます。

〈著者紹介〉

岩山 秀之（いわやま ひでゆき）

1976年、名古屋市生まれ。愛知医科大学医学部小児科講師。2001年、名古屋大学医学部医学科卒。名古屋掖済会病院で研修後、さまざまな病院で勤務。2012年から2015年までアメリカ・シカゴ大学にて博士研究員。2015年愛知医科大学医学部小児科助教。2017年より現職。専門は小児内分泌学。日本小児科学会専門医・指導医。日本内分泌学会専門医・指導医（小児科）。最近は脊髄性筋萎縮症の仕事も増えており、日本小児神経学会専門医研修中。

希《き》望《ぼう》の薬《くすり》「スピンラザ」
脊髄性筋《せきずいせいきん》萎《い》縮症《しゅくしょう》の新薬《しんやく》とその開発《かいはつ》

2020年4月28日　第1刷発行

著　者　　岩山 秀之

発行人　　久保田貴幸

発行元　　株式会社 幻冬舎メディアコンサルティング
〒151-0051　東京都渋谷区千駄ヶ谷4-9-7
電話　03-5411-6440（編集）

発売元　　株式会社 幻冬舎
〒151-0051　東京都渋谷区千駄ヶ谷4-9-7
電話　03-5411-6222（営業）

印刷・製本　シナジーコミュニケーションズ株式会社

装　丁　　弓田 和則

検印廃止

Printed in Japan
ISBN 978-4-344-92761-2　C0047
幻冬舎メディアコンサルティング HP
http://www.gentosha-mc.com/